간경화·암
나으려면
바보 가 되세요!

간경화·암
나으려면
바 보 가 되세요!

약사 **정용재** 지음
약학박사 **하정헌** 감수

건강다이제스트社

간경화증은
나을 수 있는 것인가?
나을 수 있는 데 낫기가 힘든 것인가?
정말 절대로 나을 수 없는 것인가?

애타는 간경화증 환자와 그 가족의 피맺힌 절규이기도 한 이 간절한 물음에 현대의학, 한의학, 대체의학 등 인간생명을 다루는 각 분야에서 솔직하고 심도있는 연구와 노력을 통해 이제는 정말 겸허한 마음으로 성실한 답변을 해야 할 때라고 생각합니다. 이제 마음의 문을 열어야 할 때인 듯 싶습니다.

필자에게 누군가가 이 세 가지 질문을 한다면 모두 다 "예스"입니다. 왜냐하면 필자는 이 질문에 대한 답을 실제로 모두 다 경험해 보았기 때문입니다.

필자의 바보요법 외에도 이 세상에는 불치라고 말하는 간경화증을 회복시키는 여러 방법들이 있는 것으로 알고 있습니다.

필자는 대체의학 분야에서 암이나 간경화 회복에 도움이 되는 방법이 있으면, 어떤 방법이든지 '회복된 사람'으로 증명된다면 세상 끝 어디든지 가서 배우고 있고, 그 방법을 세상에 알리고 있습니다.

그것이 현대과학으로 설명이 되고 안 되고는 나중 문제입니다. 왜냐하면 암이나 간경화로 어린 자식들과 남편, 아내, 그리고 사랑하는 가족들로부터 떠나려고 하는 상황에서 과학적 타당성만을 고집한다는 것은 너무나 어리석고, 안타까운 일이란 것을 깨달았기 때문입니다.

하지만 인간 역사 이래로 수천 년 동안 지배해온 천동설을 뒤엎고 지동설을 주장한 갈릴레이 같은 능력은 필자에게는 없습니다.

한 예로, 암이나 간경화증일 때에 일이나 운동보다는 곰이 동면하듯이 절대 안정과 엄청난 잠을 자야 한다고 필자는 말하고 있지만, 그 과학적 증거를 대라면 역부족이고, '회복된 사람'으로 증명할 수밖에 없습니다.

어떤 방법이 '회복된 사람'으로 증명된다면, '주장'은 못한다 해도 최소한 세상에 '말은 해야 한다'는 생각입니다.

필자의 바보요법이 암이나 간경화 환자들에게 조금이나마 도움이 될 거라는 확신이 서서 이제는 말하려고 합니다.

간경화증은 정상으로 돌리려면 힘이 드는 것은 사실이지만, 초기일 때는 바보요법의 도움으로 회복되어 정상생활을 하시는 분들이 있다는 것입니다.

그리고 중기, 말기 간경화증이었는 데도 이 바보요법의 도움으로 회복하신 분들이 있는데, 10년, 20년이 지난 지금도 아무 불편 없이(현재는 바보요법을 하지 않고) 지극히 정상적인 생활을 하고 계십니다.

물론 힘들게 회복하신 분도 있었고, 결국 회복하지 못한 분도 있었습니다.

이 질문에 대한 답은 환자가 바보요법을 할 수 있을 정도의 기초체력, 적극적인 회복 의지, 진행 정도, 합병증, 성격 그리고 가족의 끝없는 사랑 등의 여러 환경적 요인에 따라 달라질 수 있을 것입니다.

그래서 필자는 실패율을 줄이고, 성공률을 높이고 싶은 마음으로 '초기' 간경화증으로 제한하였음을 솔직히 밝힙니다.

'초기 간경화증' 진단을 받고 낙담하신 많은 분들이 현재 실행하고 계시는 치료를 하시면서 이 쉬운 바보요법의 도움으로 건강한 '간'으로 거듭 태어나 새 삶을 살기를 바랍니다.

이 책(초판본)을 보시고, 필자의 바보요법의 도움으로 정말 많은 경우들이 '회복된 사람'으로 증명된다면, 그 임상수기를 모아 어떤 제약이 없다면 재판본에는 실을 것을 약속드립니다.

B형 바이러스 만성간염일 경우에는 혈액 검사상 e항체가 생기고(HBe Ab : 양성), B형 바이러스 핵산이 음성(HBV-DNA : 음성)으로 나올 때까지는 바보식이요법과 정신적·육체적인 절대 안정을 병행하셔야 합니다.

암 환자나 암 수술요법 등으로 완치되었다는 기쁜 소식을 들으신 분들도, 이 '바보요법'을 참고하시면 도움이 되실 것입니다.

그리고 지방간이나 비만이신 분, 그 원인으로 심장의 관상동맥에 이상이 있는 분(당장 수술할 상황이 아닌 경우), 그리고 당뇨, 고혈압 등이 있으신 분은 특별한 경우를 제외한다면 정상적인 사회생활을 하시면서 필자의 바보 식이요법을 믿음을 가지고 꾸준히 열심히 하신다면 회복하시는 데 도움이 되실 것입니다.

그리고 체중감량을 필요로 하신 경우에는 죽을 1일 2~3회로 줄이고, 녹즙량을 최대한 늘리십시오.

간경화! 결코 불치병은 아닙니다.

제발 초기에 치료하여 새 삶의 희망을 찾는 데 조금이나마 도움이 되었으면 하는 것이 필자의 작은 소망입니다.

11월 초입에서 정용재

CONTENTS

목차

【전편을 펴내면서】

제 1 장 간경화 · 암 환자를 위한
바보요법을 아세요?

제 2 장 간경화 · 암에 좋은
녹즙 · 죽 · 차 건강법

CONTENTS 목차

[간장병 진행에 따른 검사값의 변화]

검사항목		정상값	간기능이 나빠지면
간세포 파괴정도	GOT(AST)	40단위 이하 (가능한 한 20단위 이하로 유지하십시오.)	상승 ↑ 간세포 파괴가 심할수록 상승
	GPT(ALT)		
	LDH	200~500단위	
합성기능	T.Protein (총단백)	6.5~8.0g/dl	하강 ↓ 간경변증과 간암 같은 중증 간질환에서 간의 합성기능이 떨어지면 혈액 중의 수치 하강, 빌리루빈 값은 상승
	Albumin (알부민)	3.5~4.5g/dl	
	Prothrombin Time (프로트롬빈 타임)	(약11초~12초) 75~100%	
	Cholinesterase (콜린에스테라제)	180~460 단위	
	Cholesterol (콜레스테롤)	120~220mg/dl	상승 ↑
	Bilirubin (총 빌리루빈)	0.2~1.0mg/dl	
배설기능	Bilirubin (총 빌리루빈)	0.2~1.0mg/dl	상승 ↑ 폐쇄성 간·담도 질환으로 담관 어딘가가 좁아지거나 막혀 담즙의 흐름이 나빠지면 혈액 중에 상승(황달)
	Cholesterol (콜레스테롤)	120~220mg/dl	
	ALP(알칼라인포스 파타제)	30~115u/L	
	r-GTP (감마-지티피)	0~60u/L	
해독기능	Ammonia (암모니아)	20~120μg/dl (diffusion법)	↑ 간의 해독기능이 떨어지면 상승

☞참고
간세포의 합성기능이나 배설기능이 떨어지면 혈중 prothrombin 양이 적어져 prothrombin Time 은 지연되고(12초 이상으로), prothrombin 수치는 떨어집니다. (75 % 이하로)

(정상값은 검사소마다 약간씩 다를 수 있고, 때로는 크게 다를 수 있으니 해당 검사소의 정상값을 참조하십시오.)

[간장병 검사의 기초 해설]

	검사종목	정상수치	간질환에 관한 임상적 의의
간세포 파괴정도	GOT(AST) GPT(ALT)	40단위 이하 (가능한 한 20 이하로 유지)	이 두 가지 검사는 간질환에서는 거의 비슷한 임상적 의의가 있음. 간세포 파괴 정도(간염 정도 또는 간질환의 진행속도)가 심할수록 수치 상승, 주로 급성 간염 시 GOT〉GPT 만성간염, 간경화, 간암시 GOT〉GPT
	LDH	200~500단위	주로 급성 간염으로 간세포 파괴시 상승하는 데, 전이성 간암일 때 상승할 수 있고, 간암을 비롯한 각종 암일 때 상승할 수 있음.
간장 합성기능	Total Protein (총단백)	6.5~8.0g/dℓ	간경화 등으로 간의 합성기능이 떨어지면 수치 하강, 혈청 내에 존재하는 단백질의 총합으로 환자의 영양상태를 가늠할 수 있습니다.
	Albumin (알부민)	3.5~4.5g/dℓ	간의 합성기능이 떨어지거나 합성 재료(단백이나 아미노산) 부족, 출혈, 단백뇨 등으로 수치 하강. 보통 3.0g/dℓ 이하에서는 복수 위험. 간경화증일 때 호전 또는 악화되는가를 판단하는 데 중요한 지표.
	Prothrombin Time (프로트롬빈타임)	(약11초~12초) 75~100%	혈액 응고 시간을 재는 검사인데, 간경화증 등이 진행되어 간 합성기능이 떨어지거나 담즙분비 장애로 비타민 K가 흡수되지 않으면 혈액 응고 물질인 프로트롬빈의 양적, 질적 감소로 혈액이 빨리 응고, 지혈되지 않아서 프로트롬빈 시간이 길어집니다. (전격성 간염 진단시 요긴하게 쓰임)
	Platelet count (혈소판 수)	20만~30만/mm³ (골수에서 생성)	혈액 응고에 관여합니다. 바이러스 간염과 간경화증 등으로 T 임파구의 활성화와 문맥압 항진으로 비장이 커지게 되면 혈소판 분포에 이상이 오고, 비장기능이 항진되어 혈소판이 과량 파괴됩니다. 혈소판 감소가 심할 때에는 간경화 악화와 간암을 의심할 수도 있습니다.
	Cholinesterase (콜린 에스테라제)	180~460단위	간기능이 저하되면 단백질 합성기능이 저하되어 특히 알부민 값과 함께 수치 하강, 지방간일 때는 콜레스테롤 값과 함께 수치 상승.
	Cholesterol (콜레스테롤)	120~220mg/dℓ	간경화증이 등이 진행되어 간의 합성기능이 떨어질수록 수치 하강 담즙 배설기능이 떨어질수록 수치 상승 지방간일 때는 수치 상승
	Bilirubin (빌리루빈)	0.2~1mg/dℓ	간기능 저하나 배설기능 장애로 담즙의 흐름이 방해를 받으면 혈액 중에 상승, '황달수치'라고도 합니다. 황갈색의 담즙색소.
	r-GTP ALP	0~60단위 30~115단위	이 두 가지 검사는 간·담도질환에서는 거의 비슷한 임상적 의의가 있음. 빌리루빈과 같이 간 기능이나 단도계이 이상으로 담즙의 흐름이 방해를 받으면 혈액 중에 상승. r-GTP만 높은 경우: 주로 알콜성 간장애 ALP만 높은 경우: 주로 뼈질환
간 해독기능	Ammonia (암모니아)	20~120μg/dℓ (diffusion 법)	간성혼수를 일으키는 요인으로 간경화증 등의 중증 간질환으로 간 기능이 떨어져 암모니아를 요소(Urea)로 해독시키지 못하면 혈중 암모니아 값은 상승합니다. –혈액 중 암모니아에 함유된 질소(N)량 측정– 현저한 증가를 보이면 알부민 주사를 비롯하여 음식물 중의 모든 단백질(콩, 깨, 붕어즙, 육고기, 생선 등) 섭취 불가. 대변 4~5회로 조절.
신장기능	BUN (혈액 요소 질소)	7~25mg/dℓ	암모니아는 간의 해독작용으로 무독성인 요소(Urea)로 전환되어 신장을 통해 배설됩니다. 신장기능이 떨어지면 Urea가 잘 배설되지 않아 혈중 BUN 농도가 증가합니다.–혈액 중 요소(Urea)에 함유된 질소(N)량 측정–
간암표지자	AFP	10ng/mm³ 이하	주로 원발성 간세포암(HCC)일 때 점진적 상승을 보입니다. 간염, 간경화일 때도 상승할 수 있습니다. (400단위 이상이면 간암일 가능성이 있고, 2000~5000단위이면 거의 확실합니다.)

간장 배설기능 (Cholesterol, Bilirubin, r-GTP, ALP 해당)

(해당 검사소의 정상값을 참조하십시오.)

뇨빌리루빈	황달시 양성	간기능 이상이나 담즙 배설 장애 시에 황달이 오면서 뇨 중에 증가하므로 황달 유무를 검사하는 것입니다.
뇨유로빌리노겐	황달 원인에 따라 양성, 음성	황달의 원인이 간의 합성 기능 장애라면 뇨 중에 증가(주로 급성 간염)하고, 　　　담즙 배설 장애라면 뇨 중에 감소(주로 간경변, 간암, 담관암, 　　　췌장암)하므로 황달의 원인을 파악하는 데 중요한 검사입니다.

B형 간염 (HBs)	HBs Ag: 음성 (표면 항원) HBs Ab : 음성 (표면 항체)	미루지 마시고 즉시 가까운 병원으로 가셔서 B형 간염 예방 주사를 맞으십시오.
	HBs Ag: 양성 HBs Ab: 음성	혈중에 3개월 이상 나타나면 보유자가 될 수 있습니다. 　　B형 급성 간염 (IgM 양성) 　　B형 만성 간염 (IgM 음성), (IgG 양성)
	HBs Ag : 음성 HBs Ab : 양성	축하드립니다. 평생면역 B형 바이러스에 감염되었다가 완전히 치유·회복되었거나, B형 간염 예방주사를 맞아 표면항체가 생겨 성공한 경우입니다.

HBs Ag 양성 (B형 간염) 이면서 HBe	HBe Ag : 양성 (e항원) HBe Ab : 음성 (e항체)	간세포에서 바이러스 증식이 왕성하여 혈액에 바이러스 양이 많아져 전염성도 강합니다. 때문에 이때는 HBV-DNA 유전자는 양성으로 나타납니다. GOT·GPT값이 비정상으로 높을 때가 많고, 간염이 활동성일 경우가 많습니다.
	HBe Ag : 음성 HBe Ab : 양성	간세포에서 바이러스 증식이 왕성하지 않아 혈액에 바이러스 양이 적어져 전염성도 약합니다. 이때 HBV-DNA 유전자가 음성으로 되면 B형 만성간염 90% 치료 효과가 있습니다. GOT·GPT 값이 정상일 때가 많고 간염이 비활동성일 때가 많습니다. B형 만성 간염이나 B형 바이러스성 간경화일 때 목표로 삼으십시오.

HCV C형 간염	HCV Ab : 양성 (C형 간염 바이러스 항체) HCV RNA : 양성 (C형 간염 바이러스 유전자)	혈중에 3개월 이상 나타나면 '보유자'가 되어 만성화될 수 있습니다. C형 급성 또는 만성 간염 상태입니다. GOT·GPT 값이 상승할 수 있고, 간 기능이 비정상적일 수 있습니다.
	HCV Ab : 양성 HCV RNA : 음성	GOT·GPT 값이 정상이면서 이 상태가 6개월~1년 이상 유지되면 C형 급성 간염이 완치되었다고 추정할 수 있습니다.

※(양성: +, Positive), (음성: -, Negative)

※암(악성 종양) 유전자 표지자 검사

표지자	암 종류
AFP	간암
PIVKA-II	간암
POA	췌장암
CA15-3	유방암
CA19-9	소화기암, 담도암, 췌장암
CA125	난소암(여자)
PAP	전립선암
NSE	폐암(폐소세포암)
SCC	폐암(폐편평상피세포암), 자궁암
CEA	직장암, 대장장 등의 소화기계 암, 폐암

※암(악성종양) 표지자 검사

표지자	암 종류
N-ras	백혈병, 신경모세포종
C-myc	림프종
bcr/abl Translocation	만성골수구성 백혈병
RB	망막아세포증
P53	대장암, 위암, 간암 췌장암, 폐암
MCC	대장암

※부위별 종양 표지자

부위	표지자
간암	AFP, PIVKA-II
대장암	CEA
췌장암	CA19-9, Elastase I, CA50, Du-Pan-2, POA, PST
유방암	CA15-3, CEA, CA549, TPA
위 · 십이지장암	CA19-9, CEA, AFP
난소암	CA125, CA72-4
자궁암	SCC, CEA
전립선암	PAP, PSA
폐암	SLX, NSE
고환종양	AFP, HCG, NSE
갑상선암	CEA, Calcitonin, Thyroglobulin
혈액암	2-Macroglobulin

초기 간경화증 환자에게 대안을 제시했습니다

이 책을 읽으실 분은 주로 초기 간경화증(간경변증)을 비롯한 간장질환, 암, 고혈압, 당뇨, 비만 등의 이유로 건강에 관심이 있는 분일 것입니다.

환자분께서 이 책을 읽으실 때에는 반드시 꼭 늘 싱글벙글 웃으면서 바보가 되어 콧노래를 부르면서 보셔야 회복하시는 데 도움이 될 것입니다.

▶이 책은 간경화증으로 고생하고 계시는 분들에게, 회복하는 데 도움을 주는 구체적인 방법을 제시함으로써 방황하지 않고 간경화증을 극복하게 해드리고 싶은 필자의 간절한 소망에 의해 쓰여졌습니다.

▶이 책은 늘 머리맡에 두고 보면서 환자와 가족이 불안하고 두려울 때, 뭔가 의심나고 궁금할 때 희망과 용기를 주기 위해 쓰여졌습니다.

▶이 책은 비전문가인 환자가 지금 하고 있는 회복의 과정이나 효과를 가늠하는 데 도움을 주기 위해 쓰여졌습니다.

▶이 책은 과거의 삶의 환경을 변화시킴으로써 새 삶을 살고자 하는 분들에게 도움을 주기 위해 쓰여졌습니다.

이 바보요법을 공개한 이유는 초기 간경화증일 경우에 회복될 가능성이 있는데, 이 중요한 시기를 놓쳐서 평생을 간경화증으로 시달리다가 말기 간경화증으로 진행되신 분이나, 간경화증에 간암까지 설상가상으로 담도암, 위암, 폐암, 대장암 등 다른 암으로 전이되는 분들을 보고 너무나 안타까울 때가 많았기 때문입니다.

이 바보요법은 비용이 많이 드는 것도 아니고, 특별히 힘들다거나 고통스러운 것도 없기 때문에 강한 믿음만 있으면 현재 하고 있는 어떠한 치료와도 함께 누구나 쉽게 할 수 있는 것입니다. 단지, 고기나 김치 등의 맛있는 것(?)을 못 먹는 것입니다.

그동안 이 바보요법을 알지 못해서 못하신 분이 많다 하여 안타까웠는데 이 신비한 바보요법의 도움으로 많은 분들이 건강을 되찾아 새 삶을 되찾으신다면 필자의 큰 기쁨이 될 것입니다.

보고서에 의하면 우리나라 간암 환자의 80~90%가 간경화증이 원인이고, 간경화증의 대부분이 바이러스 간염이 원인이라 합니다.

그런데 B형·C형 바이러스 만성 간염환자는 자신이 간경화증이나 간암으로 진행되는 것을 걱정하면서도 '나는 예외겠지' 하는 막연한 생각으로 그냥 하루하루를 살고 있습니다.

또한 간경화증 환자는 악화되거나 간암으로 진행되는 것을 걱정하면서도 확실한 대책을 세우지 못하고, 답답한 하루하루를 지내고 있습니다.

"잘 먹고 쉬어야 합니다!"

"짜게 먹지 말고 싱겁게 드십시오!"

"아직까지는 괜찮습니다."

"더 이상 나빠지게 하지 않으면 됩니다."

등의 너무 막연한 말은 삶과 죽음의 기로에 있는 간경화증 환자에게는 대안이 될 수 없습니다.

이 책은 초기 간경화증 환자에게 대안을 제시했습니다.

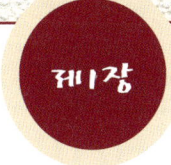

제1장

간경화·암 환자를 위한
바보요법을 아세요?

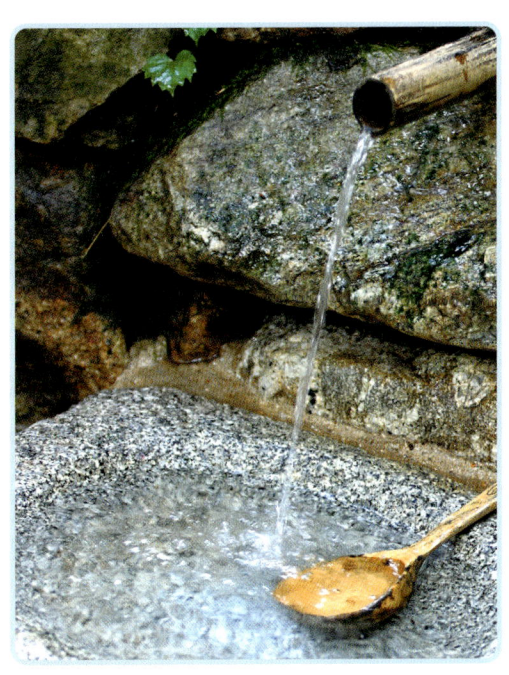

간경화 · 암환자를 위한
바보요법이란?

바보요법은

   그 동안 그토록 함부로 대했던 내 자신을 사랑하는 것입니다.

   그 동안 그렇게 혹사시켰던 내 자신의 정신과 육신을 쉬게 하는 것입니다.

   평생 그토록 싸웠던 내 자신과 화해하는 것입니다.

   그 오랜 세월을 맨날 우울하게 했던 내 자신을 기쁘고, 기분 좋게 해주는 것입니다.

   내 자신(내 몸)은 내 주인이 나를 아끼고, 사랑해주는 것을 가장 민감하게 느끼고 산답니다.

   바보요법의 구체적인 방법을 한 마디로 요약하면,

   -먹고 자고, 먹고 자고를 반복하면서

   바보가 되어 멍청하게 웃고 사는 것입니다-

여러분 날마다 먹고 자고, 웃는 사람을 뭐라고 말합니까?

흔히들 그런 사람을 '바보'라고 말합니다.

따라서 바보요법은 '바보 만들기' 입니다.

바보요법은 어떤 경우라도 현재 치료 중인 주치의의 소견에 우선할 수 없음과 동시에, 현재 치료중인 치료를 대신하거나 우선될 수 없음을 밝힙니다.

단지, 특별한 다른 자연 식이요법을 하지 않고 약이나 식품으로만 치료를 하고 계신 분들은 이 바보요법의 도움으로 새로운 삶을 사는 계기가 되었으면 하는 게 필자의 바람입니다.

이 주의사항은 이 책의 처음부터 마지막까지 해당되는 주의사항임을 분명히 밝힙니다.

☞ **주의**

바보요법을 시작하기 전에…

1. 간경화증과 암 발생의 가장 큰 원인은 스트레스입니다.

2. 간경화증과 암이 낫지 않는 가장 큰 원인도 스트레스입니다.

3. 간경화증과 암에 가장 해로운 것 또한 스트레스입니다.

4. 간경화증과 암이 악화되거나 재발하는 가장 큰 원인도 스트레스입니다.

정신적 · 육체적 스트레스는 여러분이 생각하는 그 이상 수천 배, 수만 배 더 해롭다는 것을 꼭꼭 명심하십시오. 때문에 어떤 이유로 스트레스 요인을 확실히, 완전히 없앨 수 없는 경우에는 필자의 '바보요법'을 시작하지 마시고 다른 방법을 선택하십시오.

☞ **참고**

요즘은 '간경화증' 대신에 '간경변증'이란 표현을 많이 씁니다.
하지만 이 책에서는 독자의 이해를 돕기 위해 같은 의미로 사용하였습니다. 혼동 없으시길 바랍니다.

초기 간경화증 환자를 위한
바보식이요법

☞참조

B형·C형 간염, 지방간, 고혈압, 당뇨, 비만(다이어트) 등에 누구나 할 수 있는 식이요법입니다. 특히 초기 간경화증 환자가 참고해야 할 식이요법입니다.

[바보죽]

찹쌀 (3)수저+

멥쌀 현미 싸라기 (2)수저+

검정콩 볶은 가루 (1)수저+

검정참깨 볶은 가루 (1)수저+

율무 볶은 가루 (1)수저

이 비율로 무염(소금없이)으로 죽을 쑤어 1회 1공기(150ml~250ml)씩 1일 5~8회로 조금씩 여러 번 드십시오.

[녹즙]

미나리 + 사과

즙으로 1회 1컵 (150ml)씩 1일 2~3회 씹어서 매우 천천히 마십니다.

(차수저로 떠 먹거나 아기 우유병에 넣어서 약 10분 이상)

[옥수수차]

황색 옥수수 1일 약 100g → 볶아서 → 달인 물(옥수수 차)

옥수수알 100g을 물 2ℓ 에 넣어 약한 불로 1~1.5ℓ 정도로 졸입니다.

[영양식]

붕어(남자), 잉어(여자) 12kg+
표고버섯 2kg(햇볕에 말린 것)

즙으로 1회 120~150㎖씩 1일 3회 복용합니다.

※90포(1개월분) 냉동 보관

[국]

미역국, 된장국, 청국장을 극히 싱겁게 국을 끓입니다.

쇠고기, 생명태를 넣기도 합니다.

(반드시 주의사항 참조: page 30쪽)

※이때 쇠고기는 살코기만 갈아서 1일 50~150g 정도를 먹습니다.)

[반찬]

각종 나물은 매우 잘게 썰어서 극히 싱겁게 약간의 된장끼와 참기름과 깨로 요리하여 드십시오. (소금, 고춧가루, 마늘, 화학조미료 불가)

☞중요

부종이나 복수가 있으신 분은 옥수수수염 10~50g(1일)을 첨가하여 달입니다.

☞중요

－영양제주사
(분지아미노산 250㎖) 1주일에 1~2회(복수 없을 시)전문의와 상의 후 맞으십시오.

－알부민 주사
(혈액검사 후 3.5 이하로 떨어질 때) 전문의와 상의 후 맞으십시오.

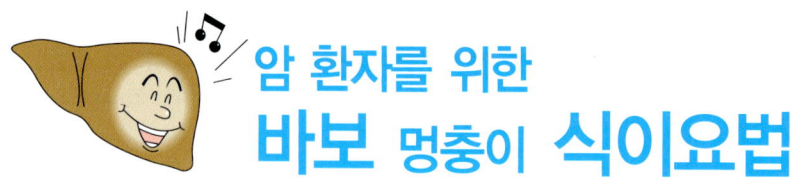

암 환자를 위한
바보 멍충이 식이요법

☞중요

이 식이요법은 절제를 요하는 식이요법입니다. 특히 암 환자가 참고해야 할 식이요법입니다.

[바보죽]

찹쌀 (3)수저 +

멥쌀 현미 싸라기 (2)수저 +

검정콩 볶은 가루 (1)수저 +

검정참깨 볶은 가루 (1)수저

이 비율로 무염(소금없이)으로 죽을 쑤어 1회 1공기(150㎖~250㎖)씩 1일 5~8회로 조금씩 여러 번 드십시오.

※부종·복수를 동반한 '간암'일 경우에는 율무 (1)수저를 추가하십시오.

[녹즙]
미나리+사과

즙으로 1회 1컵 (150㎖)씩 1일 2~3회 씹어서 매우 천천히 마십니다.
(차수저로 떠 먹거나 아기 우유 병에 넣어서 약 10분 이상)

[옥수수차]

황색 옥수수 1일 약 100g → 볶아서 → 달인 물 (옥수수 차)

옥수수알 100g을 물 2ℓ 에 넣어 약한 불로 1~1.5ℓ 정도로 졸입니다.

[영양식]
붕어(남자), 잉어(여자) 12kg+
표고버섯 2kg(햇볕에 말린 것)

즙으로 1회 120~150㎖씩 1일 3회 정도 복용합니다.
※90포(1개월분) 냉동 보관

중요

부종이나 복수가 있으신 분은 옥수수염 10~50g(1일)을 첨가하여 달입니다.

중요

–영양제 주사
(분지 아미노산250㎖):
1주일에 1~2회 정도 맞습니다. 복수 없을 시는 전문의와 상의한 후 맞으십시오.

–알부민 주사
(혈액검사 후 3.5 이하로 떨어질 때): 전문의와 상의한 후 맞으십시오.

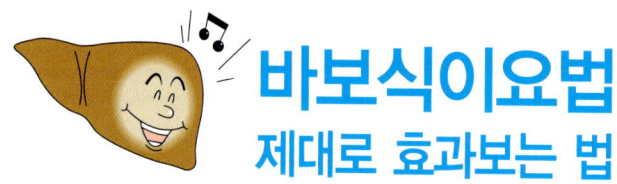

바보식이요법
제대로 효과보는 법

☞ **참고**

식사하는 시간은 30분 이상 천천히 꼭꼭 씹어 드시고, 그래도 소화가 안 되시는 분은 식사하는 시간을 1시간으로 늘리십시오.

[바보죽 끓일 때 주의할 점]

찹쌀

갈지 말고 그대로 사용하십시오.

당뇨가 있으신 분은 찹쌀 대신에 보리쌀 볶은 가루 (보리미숫가루)로 대처하십시오.

소화가 잘 되시는 분들은 현미 찹쌀로 쓰시면 더욱 좋습니다.

멥쌀 현미 싸라기

멥쌀 현미를 믹서기로 5초 정도 살짝 갈아 깬 것입니다.

검정콩 볶은 가루

대변을 1일 3회 이상 보신다는 전제 하에서 콩을 사용합니다.

콩 종류는 상관 없으나 조그만 약콩(준저리콩, 쥐눈이콩)이면 더욱 좋습니다.

소화가 잘 안 되거나 설사, 변비가 있으신 분은 검정콩을 줄이거나 뺍니다.

간성 혼수의 기미가 있으면 단백질 섭취를 피해야 하므로 검정콩
은 넣지 마십시오.

검정참깨 볶은 가루

담즙 분비가 안 되어 황달이 심하거나, 소화가 안 되어 설사를 할
때에는 줄이거나 뺍니다.

율무 볶은 가루

변비가 심한 경우와 임신했을 때에는 쓰지 않는 게 좋습니다.

바보죽을 만들 때 쓰는 재료는 반드시 유기농 재배(무농약, 국
산)이어야 합니다. 하루 드실 분량을 무염(소금 없이)으로 죽을
쑤어 과식하지 마시고 조금씩 여러 번으로 나누어 드십시오.

일반적으로 1일 5~8회, 1회 1공기씩(150~250ml) 나누어 드
시면 됩니다.

죽을 한 수저 드시고, 일단 수저를 밥상에 놓으신 뒤 콧노래를
부르면서 귀밑 침샘을 부드럽게 마사지하면서 천천히 씹으십시오.

바보가 되어 싱글싱글 미소를 지으면서 매우 기쁘고 즐겁고, 행
복한 마음으로 50~100번 이상 꼭꼭 씹어 드십시오.

체력이 너무 떨어지신 분들은 죽과 같이 간식으로 1~2수저 정
도 찰밥이나 잡곡밥을 조금씩 드셔도 좋습니다.

📭중요

과식은 절대 금물!
즉 1회 양은 평상시 소
화시킬 수 있는 양의
30~40%로 조절하시
고, 식사 횟수를 늘려야
합니다.
-1일 5~8회
-조금씩 여러 번-
그래야 필자의
-먹고 자고,
먹고 자고-
를 반복할 수 있습니다.

📭중요

[잡곡밥]:
찹쌀현미 +
멥쌀현미 +
보리 + 콩+
기장 + 메조 +
율무

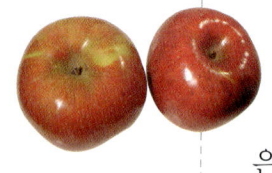
[녹즙 복용시 주의할 점]

미나리에 붙어 있는 거머리를 제거하는 방법은 미나리를 물과 함께 큰 그릇에 담그고, 거기에 놋수저나 십원짜리 동전을 넣어두면 거머리가 빠져나옵니다.

그리고 흐르는 물에 씻어내시고 숯가루나 몇 방울의 과일 식초를 탄 물에 담갔다가 다시 흐르는 물에 씻어내고 사용하시면 됩니다. 미나리는 그대로 사용하는 것이 좋지만, 맛이 독하게 느껴지거나 거머리, 기생충 등이 있을 경우에는 소독하기 위해 뜨거운 물에 2~3초 정도 살짝 데칩니다.

사과는 농약 때문에 껍질을 두껍게 벗기고 씨는 제거하지 말고 그대로 녹즙을 내십시오. 그런데 만약 당뇨가 있으신 분은 사과 대신에 오이, 당근, 토마토 등을 사용하면 좋습니다.

(하루에 한 개 정도의 사과를 나누어 드시는 것은 괜찮습니다. 녹즙에 다른 재료를 첨가하고 싶으실 때에는 제 2장의 녹즙편을 참고하십시오.)

비율은 미나리즙 절반과 사과즙 절반으로 섞어 복용하십시오. 녹즙을 처음 드시는 분이나, 초기에 녹즙 드시기가 역하시면 사과의 비율을 높게 했다가 점차로 사과의 비율을 줄여 1:1로 합니다. 녹즙 양은 시작할 때에는 소량씩 드시다가 조금씩 늘려나가십시오. 위암 환자는 미나리 대신 양배추를 사용하십시오. 처음 시작할 때에는 양배추+사과로 하시고, 미나리를 조금씩 추가하시면 더욱 좋습니다.

[옥수수 차 복용시 주의할 점]

볶은 황색 옥수수(토종 옥수수) 100g(1일)을
물 2 l 에 넣어 약한 불로 약 1~1.5 l 정도로 졸입니다.
부종이나 복수가 있으신 분은 황색 옥수수 100g(1일)에
옥수수 수염 10~50g(1일)을 첨가하여 달입니다.

☞주의사항

옥수수 차는 여름철에 쉽게 상하므로 하루 드실 양만 끓여 냉장 보관하였다가
데워 드십시오.

[영양식 복용시 주의할 점]

남자는 붕어, 여자는 잉어 약 12kg(3관)에
반드시 햇볕에 말린 표고버섯 2kg을
건강원에서 즙으로 내서 90팩(1팩에 120~150ml)
으로 만들어 냉동 보관하여 1일 3회 드십시오.
(처음 시작하실 때에는 하루에 1팩부터 시작하시다가 점차 늘
려 복용하십시오.)
소화와 배변이 잘 되시는 분은 검정콩(약콩, 쥐눈이콩) 1되를
추가하고 사상체질 구분상 음인이 확실하거나 비위가 약해 그냥
드시기가 역하시면 생강, 대추를 약간 추가하셔도 좋습니다.

☞중요

옥수수차 끓일 때 소량의 표고버섯, 영지버섯, 운지버섯, 상황버섯 등을 추가하시면 더욱 좋습니다.

☞중요

영양식에 표고버섯 외에 적당량의 상황버섯, 영지버섯, 운지버섯 등을 추가하시면 더욱 좋습니다.

☞주의

즙을 낼 때 내장과 위에 뜬 기름은 반드시 제거하셔야 합니다.

[국 복용시 주의할 점] –암 환자는 불가–

미역국+쇠고기(살코기로 갈아서 1일 50g~150g 정도)

간경화증일 때에

▶지방간이 없고

▶체력이 너무 많이 떨어져 있거나

▶혈액 검사 시 암모니아와 BUN(혈액요소질소)이 정상으로 간성혼수의 염려가 없고, AFP값(간암 표지자)이 극히 정상이고

▶배변에 전혀 문제가 없는(대변 1일 3회) 등의 경우에 한해서 쇠고기 국을 드시도록 하고 있습니다.

또는 미역국+생 명태(싱싱한 명태),

또는 된장국, 청국장을 극히 싱겁게 끓여서 드셔도 됩니다.

-싱글벙글 오래 씹으십시오.-

죽, 녹즙, 옥수수차, 영양식, 국 등은 입 속에서 너무 차거나 뜨겁지 않게 여러 번 오래오래 씹어서 따뜻하게 넘겨야 합니다.

또 바보가 되어 싱글벙글 웃고 콧노래를 부르십시오. 고개와 어깨로 장단을 맞추고 귀밑 침샘을 부드럽게 마사지 하면서 꼭꼭 씹어 드십시오. 옥수수차도 씹어 드셔야 합니다.

웃으면서 오래오래 꼭꼭 씹어 드시면 침이 많이 나와 좋은 점들이 수없이 많습니다. 여기 중요한 몇 가지를 과학적인 근거로 설명 드리겠습니다.

▶혀에서 분비되는 침 속의 특이단백질은 강력한 항생효과를 가지고 있습니다.

즉 구강, 식도는 물론 소화관 내에 증식하기 쉬운 각종 세균, 진균류는 물론 헬리코박터에 이르기까지 다양한 균류에 대한 항생작용이 있습니다.

▶침 속에는 표피성장인자(Epidermal Growth Factor)가 들어있는데, 이 인자는 소화관 내 점막층을 궤양, 손상으로부터 보호하고, 두텁고 튼튼하게 해주는 성장호르몬과 유사한 중요한 성분입니다.

▶침(타액)은 알칼리성이므로 소화관으로부터 역류되어 식도 부위의 손상을 야기하는 위산(강산성)을 막아 점막을 보호해주는 역할도 합니다.

▶침(타액) 중에는 강력한 항암인자가 함유되어 있습니다. 비단 소화관 내의 종양뿐만 아니라 전신성 종양에 대해서도 면역학적 활성을 극대화시키는 강력한 항암인자가 함유되어 있다고 합니다.

간경화 · 암환자는
왜 바보식이요법을 해야 하는가?

거듭 강조하지만 암과 간경화는 약만으로 회복되는 병이 아닙니다. 따라서 환자는 약만으로 나아보겠다는 생각은 처음부터 버려야 합니다.

"이 약을 먹으면…"

"이 음식을 먹으면…"

"이 건강식품을 먹으면 암이나 간경화가 낫습니다."

이런 말들에 현혹되지 말아야 합니다.

정신적인 안정과 육체적인 안정이 중요합니다. 그리고 식이요법을 해야 하는데, 도대체 왜? 바보식이요법을 해야 하는가에 대해서 부족하나마 알기 쉽게 설명하겠습니다.

간이나 폐 등의 장기들은 몸의 일부이고, 몸은 피와 살로 되어 있습니다.

즉, 간이나 폐 등의 장기들은 피와 살로 되어 있습니다.

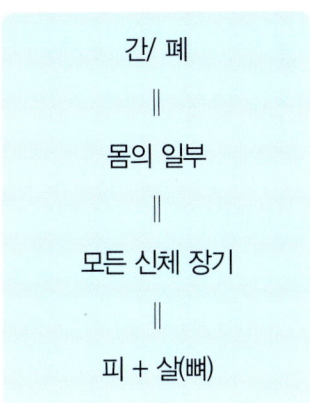

그래서 몸이 아파 병원에 가면 주로 혈액검사(피검사)와 사진 (살, 뼈 검사)을 찍어 피와 살을 검사합니다.

다시 말해, 사람이 아파 만성병에 걸렸다는 것은 피와 살이 나빠졌다는 것을 의미합니다.

그러면 무엇이 피가 되고 살이 될까요?

주원료는 음식, 즉 먹는 것입니다.

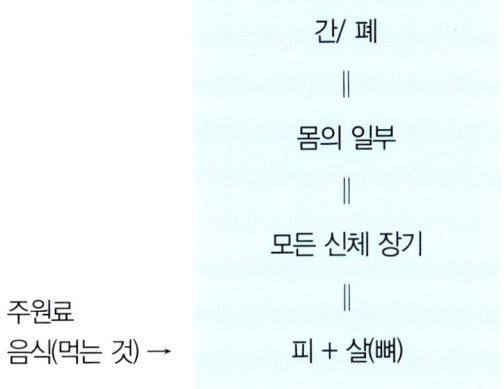

피와 살의 주원료는 음식입니다. 음식이 피가 되고 살이 되는 것입니다. 그러므로 간과 폐 등 장기들의 주원료는 음식입니다.

음식이 간이 되고 폐가 되며, 먹는 것이 뇌가 되고 위가 되고, 신장이 되고, 각종 장기가 됩니다.

다시 말해 간·폐의 주원료는 음식이고, 뇌·위·신장 등 각종 장기의 주원료도 음식입니다.

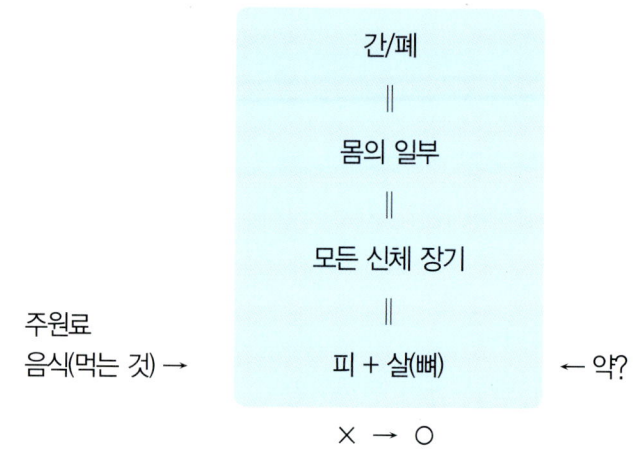

병든 간·폐 즉, 병든 피와 살(×)을 건강하게(○) 바꾸려면 그것의 주원료인 음식을 바꿔야 합니다.

그런데 사람들은 피와 살의 주원료인 음식은 그대로 먹고, 약으로만 병든 피와 살을 바꾸려고 하니 얼마나 어리석은 일입니까?

약만으로는 한계가 있는 것입니다. 아니 약만으로는 바꿔지지 않습니다. 쉬운 예로 손발이 저리면 피를 맑게 해서 혈액순환에 좋다는 약을 먹습니다.

그런데 돼지 삼겹살(음식)을 자주 먹는 사람이 약을 먹는다고 해서 피가 맑아지겠습니까? 혈액순환이 잘 되겠습니까?

돼지 삼겹살을 먹으면서 피를 맑게 하겠다고 약을 먹으면

"삼겹살이 웃어버립니다."

"피가 굉장히 섭섭해 합니다."

주원료(음식)를 바꾸면서 약을 복용해야 약의 효과가 나타나는 것입니다.

"된장국이 맛이 없으면 주원료인 된장을 바꾸라."는 말이 있습니다. 조미료로는 한계가 있습니다.

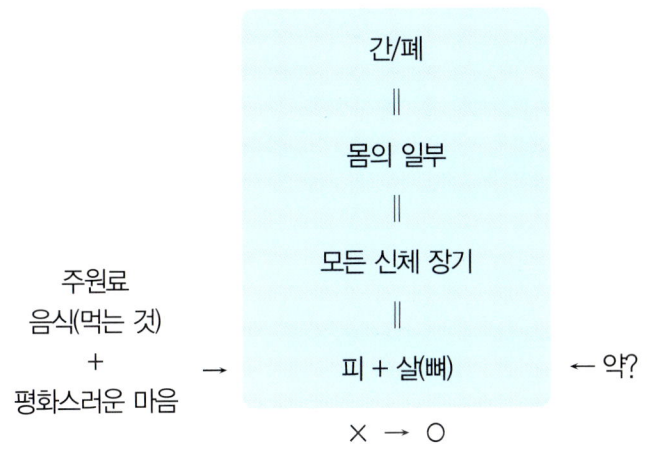

그러면 음식만 바꾸면 무조건 피와 살이 건강하게 바꾸어지는 가?

그렇지는 않습니다. 꼭 필요한 조건이 있습니다.

기분이 좋아야 합니다. 기쁜 마음, 감사하는 마음, 평화스러운 마음은 면역력을 높이고 호르몬의 분비구조를 개선하여 병에 대한 저항력을 강하게 해줍니다.

불안, 초조, 두려움, 절망감 등은 면역력을 약하게 만듭니다. 짜증을 내면서 먹는 음식이나 화내면서 먹는 약은 이미 그 기능을 상실했을 뿐 아니라 오히려 몸에 해롭기까지 한다는 것을 명심해

☞중요

먹는 것에 있어서 음식보다 더욱 중요한 것이 있습니다. 맑은 공기와 깨끗한 물입니다. 꼭 기억하시기 바랍니다.

☞ 필자는 가끔 이런 생각을 해봅니다. 사고를 내서 소년원 같은 곳에 수감되어 있는 청소년들에게 짜고 매운 자극성 음식과 육식을 끊고, 선한 음식을 1년 정도만 먹게 할 수 있다면 정신적·육체적으로 무척 순해질 거라 생각합니다.
실제로 미국에서 청소년들이 문제를 일으켜 재판을 받게 되면 판사가 "바바라 리드식 식사요법을 1년 내지 2년간 실시할 것"이라는 판결을 내리기도 한답니다.
엄마들이 짜고 매운 음식과 육고기를 자주 가족들에게 준다면 엄마의 요리 솜씨가 정말 아쉽겠지요?

야 합니다.

좋은 음식이나 약보다는 기분 좋은 평화스러운 마음이 피와 살을 건강하게 한다는 것, 즉 병을 회복하는 데는 훨씬 더 중요하다는 것을 명심해야 합니다.

우리 자신의 좋은 생각들은 그 대상을 좋은 모습으로 형상화시킵니다.

기분 좋게, 평화스러운 마음으로 먹는 좋은 음식은 우리의 피와 살을 건강하게 만들어줍니다.

행복한 표정을 하시고 거울을 보십시오. 미소 띤 당신의 행복한 모습을 보셨으면, 콧노래를 불러보십시오.

☞중요

음식은 몸(피와 살)을 만들 뿐만 아니라 마음과 정신에게도 결정적이고도 강력한 영향을 줍니다.
따라서 마음의 평화를 유지하는 기본적인 방법은 음식을 조절하는 것입니다. 수행자들이 마음의 평화를 갖고자 할 때에도 기본은 음식을 이용합니다.

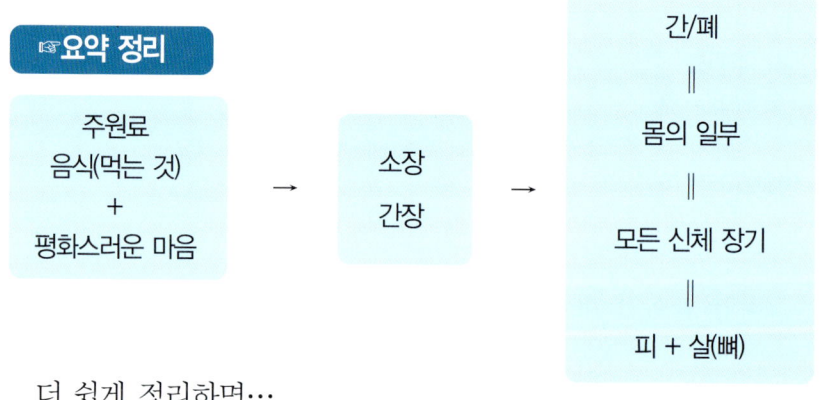

☞요약 정리

| 주원료
음식(먹는 것)
+
평화스러운 마음 | → | 소장
간장 | → | 간/폐
‖
몸의 일부
‖
모든 신체 장기
‖
피 + 살(뼈) |

더 쉽게 정리하면…

| 음식과 마음 | → | 소장
간장 | → | 피 | → | 살 | 에너지 |

좋은 음식과 평화스러운 마음은 소장과 간장 등의 기능을 좋게 하고 좋은 가공품인 건강한 피와 살을 만들어 냅니다.

바보식이요법 효과
최고로 좋게 하는 법

내 생각의 파동 에너지는 그 대상에 강력한 영향을 줍니다. 모든 것을 긍정적으로 생각하는 능력을 키우십시오. 음식을 먹을 때에도 긍정적인 생각이 매우 중요합니다.

"하필 내가 재수 없이 이런 병에 걸려 이 맛없는 죽을 먹어야 하는가?"

"악! 녹즙 맛이 왜 이래? 이렇게 쓴 걸 왜 많이 주는 거야?"

이런 부정적인 생각에서 나오는 파동 에너지는 그 음식에 악영향을 준다는 것을 명심하십시오.

그 음식은 이미 '약'이 아니고, 그 순간 '독'으로 변해버린다는 것을 명심하셔야 합니다.

필자의 바보식이요법을 하려고 결심하셨으면 그 음식에 긍정적인 생각의 파동 에너지를 쏟아 부으십시오.

"아~! 감사하고 고맙다. 이 죽이 내 몸에 들어가서 내 몸에 영양을 공급하고 내 병을 깨끗이 낫게 하는구나!"

"아~ 녹즙아! 감사하고 고맙다! 태양 에너지를 듬뿍 품고 있는 이 녹즙이 힘없는 내 몸에 우주의 엄청난 생기를 불어넣어 주는구나! 고맙다! 맛이 너무너무 좋구나!"

　이렇게 긍정적인 파동 에너지를 보내면 죽이나 녹즙은 음식의 한계를 넘어 금덩어리보다 더 귀한 명약으로 변한다는 것을 꼭 명심하십시오.

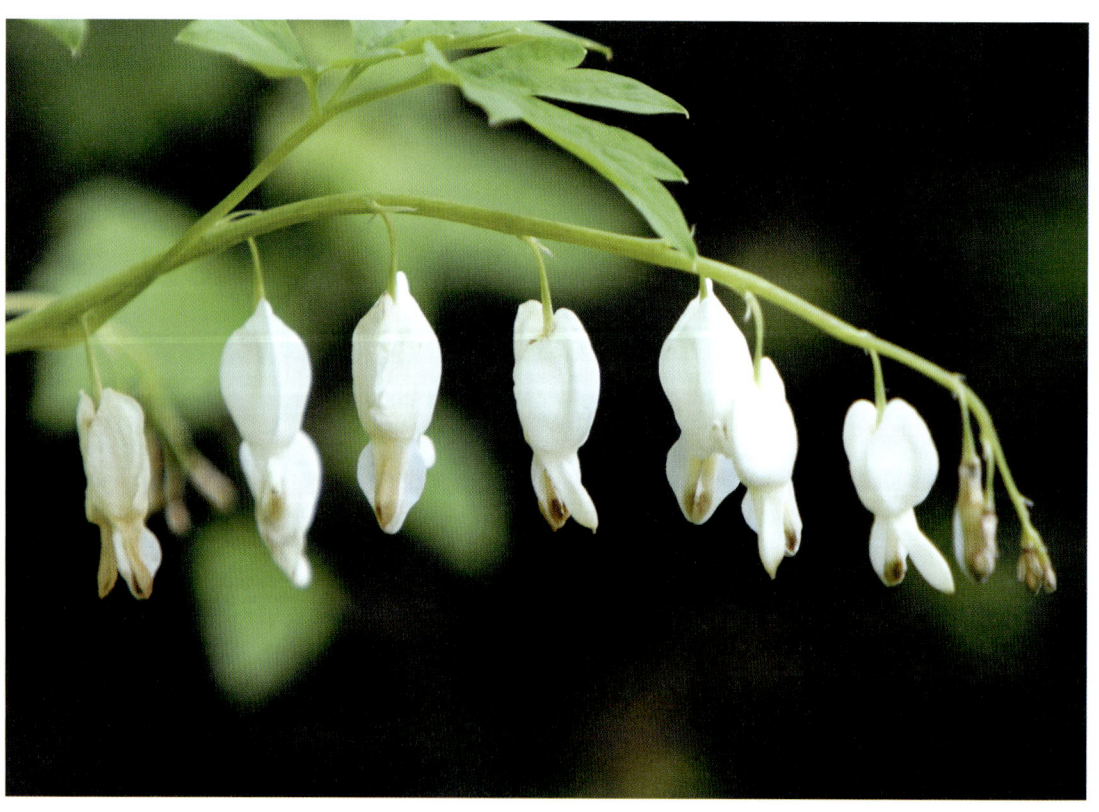

　사실, 바보식이요법은 내 생명을 위해 다른 생명을 먹는 것입니다. 좀더 겸손하고 감사하는 마음으로 드시면 훨씬 큰 효과를 보실 것입니다.

바보요법 실천시
정신적인 안정이 중요합니다

음식과 마음 → 소장 간장 → 피 → 살

바보식이요법에서 밝힌 것과 같이 몸은 피와 살로 되어 있으므로 폐, 위, 간장 등의 장기들은 피와 살로 되어 있습니다.

때문에 몸의 일부인 폐, 위, 간장 등의 장기들에 병이 있다는 것은 피와 살에 이상이 있다는 것을 의미합니다. 즉, 암이나 간경변증과 같은 중증 만성병을 앓고 계신 분은 이 시스템에 큰 이상이 온 것입니다.

나쁜 음식과 나쁜 마음 → 나쁜 소장 나쁜 간장 → 나쁜 피 → 나쁜 살

결국 좋지 않은 음식과 평화롭지 않은 마음 때문에

소장과 간장 등의 기능이 나빠지고,

좋지 않은 가공품인 병든 피와 살이 만들어지는 것입니다.

음식만 좋다고 해서 좋은 피와 살이 만들어지는 것은 아닙니다.

마음이 평화로워야 합니다. 옛날 어른들께서 늘 하시던 말씀이 기억납니다.

"된장에다 꽁보리밥을 먹어도 신간이 편해야 건강한 거여!"

그렇습니다. 아무리 좋은 피와 살의 원료인 좋은 음식을 먹어도 마음의 평화가 없으면 좋은 피와 살이 만들어지지 않습니다.

바보가 되어 늘 웃으십시오. 늘 콧노래를 부르십시오.

"도대체 아저씨는 무엇이 그렇게 좋아서 맨날 싱글벙글이에요?"

주위 사람들로부터 자꾸 이런 말을 들으십시오. 병을 치료하려면, 건강해지려면 기분이 좋아야 합니다.

늘 기쁜 마음, 감사하는 마음, 늘 평화스러운 마음으로 지내면서 '먹고 자고, 먹고 자고'를 반복하면서 바보가 되어 웃고 살면 '신께서 주신 몸 속의 약'이 펑펑 쏟아져 나옵니다.

반신욕을 하시면서 기분 좋게 노래를 부르십시오.

각탕(족탕)을 하시면서 흥겨운 콧노래를 부르십시오.

면역 체계의 강력한 힘을 키우려면 컨디션 조절이 매우 중요합니다.

환자는 최상의 기분 좋은 환경적 변화가 필요합니다.

면역체계의 강력한 힘, 강한 면역력!

끈질기고 강한 생명력! 병에 대한 강력한 저항력!

이런 강한 힘들은 기분이 나쁘면 떨어집니다. 기분이 좋고, 웃으면 세지고 강력해집니다.

좀더 쉽게 말씀드리면, 웃으면 면역력이 강력해질 가능성이 있다는 것이 아니고, 신께서 바보가 되어 멍청하게 웃고 살면 면역력이 강력해지도록 이미 우리를 그렇게 만들어 놓으셨습니다.

환자의 정신적인 안정은 가족의 따뜻한 사랑으로부터 시작됩니다

⟸ 왕대안

남편이 암이나 간경변증으로 아프면 그 아내도 같이 아파해야 합니다. 아내로서의 역할은 물론이고 자기를 사랑해 주었던 엄마도 되어야 합니다.

그립고 그리운 할머니 약손이 되어 아픈 배를 어루만져 주어야 합니다. 사랑을 쏟아부어야 합니다. 그리고 아픈 남편은 부인의 정성과 수고에 눈물로 감사하고 몸과 마음으로 표현해야 합니다.

사랑과 감사는 기적을 낳습니다.

인간은 하나님의 형상을 닮은 신비체입니다.

그 신비체는 간절한 사랑과 감사에 의해서만 신비한 변화, 즉 기적을 일으킵니다.

가족의 끝없는 정성과 사랑, 가족의 따뜻한 관심과 손길은 환자에게 마음의 평화를 가져다줍니다.

사랑을 받으면, 사랑을 느끼면 마음의 평화가 오고 면역력, 즉 병에 대한 저항력이 강해집니다.

병에 대한 저항력이 강하다는 것은 몸이 건강하다는 것이고, 피와 살이 건강하다는 것입니다.

> 가족의 사랑하는 마음과 환자의 감사하는 마음은 내 자신(환자)의 몸과 마음에 평화를 가져다 줍니다. 즉, 환자의 정신적인 안정은 가족의 따뜻한 사랑으로부터 시작됩니다.

※사랑과 감사는 기적을 낳습니다

감동적인 이야기가 있습니다. 전남 장성의 원 선생님은 중증 간질환으로 고생하셨습니다.

그 부인께서는 남편에게 대변을 큰 대야에 누게 하여 그 대변을 뒤적이면서 꼼꼼히 살펴서 대변색을 관찰하고, 소화 안 되어서 나온 음식이 보이면 다시는 그 음식을 드리지 않았다 합니다.

이 하나만으로도 보호자로서 그 부인의 역할을 짐작케 합니다. 필자는 다른 환자를 통해 그 말씀을 듣고 감명을 받았습니다. 부인께 존경과 감사를 드립니다. 분명 그 부인의 지극한 정성과 사랑이 하늘을 감동시켰을 것이고 그리하여 사랑과 감사함으로 가득한 그 신비체에 기적이 일어났을 것입니다.

몇 년이 지난 지금 두 내외분은 유행가 가사처럼, "마치 아무 일도 없었던 것처럼" 건강하게 행복한 나날을 보내고 계십니다.

바보요법 실천시
육체적인 안정을 취하세요!

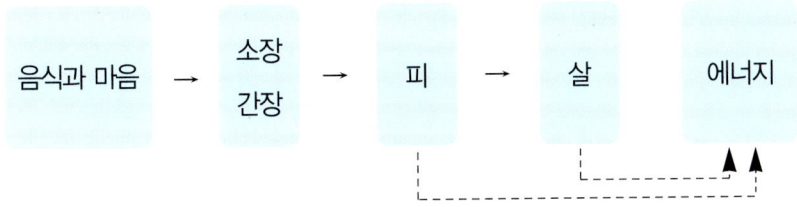

음식과 마음 → 소장 간장 → 피 → 살 에너지

'절대 안정'은 암·간경변증 회복의 최우선입니다.
에너지(힘·기)를 아끼십시오.

운동은 절대 조심해야 합니다. 일반적으로 운동을 열심히 하면 혈액순환이 잘 되어 병의 회복에 좋다고 생각하고 있습니다.

물론, 어떤 원인으로 혈액이 오염되거나 혈관이 좁아져 혈액순환이 안 되면 혈액이 제 역할을 제대로 하지 못하게 됩니다.

그렇게 되면 조직세포에 산소와 영양분 등의 공급이 안 되어 에너지 대사기능이 나빠지고 면역기능도 떨어져 결국 병이 생깁니다.

그래서 많은 환자들이 운동에 대한 지나친 집착이 있으신 것 같습니다. 운동을 열심히 하면 혈액순환이 잘 되어 그 혈액이 병든 살(조직)에 산소와 영양분 등을 잘 공급하기 때문에 병이 낫는다고 합니다.

물론 필자도 '건강과 운동'이라는 큰 주제를 놓고 볼 때에는 당연한 논리라고 생각합니다.

하지만 조금만 신중하게 생각해보면 '운동의 한계와 그 정도'가 대단히 불분명하다는 것을 느끼실 것입니다.

"운동을 열심히 하라."는 말은 간경변증 환자에게 "잘 먹어야 한다."는 말과 다를 바 없는 너무 추상적인 말입니다.

무엇을 얼마나 어떻게 먹으라는 말입니까?

또한, 운동은 어느 정도 하라는 말입니까?

그리고 그렇게 해서 간경변증 환자가 몇 명이나 회복되었겠습니까?

"잘 먹어야 한다.", "운동을 열심히 하라."의 구체적이고도 진정한 의미는 실제로는 없습니다. 특히, 간경화에서는….

다시 본론으로 돌아가서 "몸에 독이 차 있다."는 그 말 자체가, 그리고 "몸에 병이 있다."는 그 자체는

음식과 마음 → 소장 간장 → 피 → 살

이 시스템에 문제가 있는 분일 것입니다.

그리고 암 정도의 심각한 난치병이 있으신 분들, 특히 간암이나 간경변증 같은 중증 간질환이 있으신 분들은 건강한 피와 살을 만들고 에너지를 생산하는 이 시스템이 건강한 사람의 1/10도 안 된다는 사실을 꼭 명심하셔야 합니다.

g당 몇 칼로리의 음식물을 몇 g 먹으면 얼마의 에너지가 나온

다는 단순한 영양학적 이론은 암이나 간경변증 환자의 간 입장에서 보면 말도 안 되는 우스운 소리입니다.

에너지(힘 · 기)를 아끼십시오.

정신적인 안정과 육체적인 안정, 바보식이요법 그리고 영양제 주사 등으로 어렵게 만든 에너지와 피와 살을 온전히 병 낫는 데 쓰지 않고, 함부로 다른 데에 소비한다면 얼마나 어리석고 아까운 일입니까?

환자들은 무심코 청소하고, 설거지 하고, 고민하고, 미워하고, 전화하고, 손님과 대화하고, 등산하고, 책을 보면서 아까운 에너지를 소비합니다.

환자들이 무심코 하는 이런 것들은 정말 어렵게 얻은 피와 살을 태워서 만든 에너지를 소비하는 것입니다.

그리고 피와 살이 타서 에너지가 생성되는 과정에서 발생된 많은 노폐물과 스트레스 물질들은 그렇지 않아도 피로한 간장에서 죽도록 해독시켜야 합니다.

예를 들어, 반신욕은 많은 에너지를 소비하지 않고, 스트레스 물질을 만들지 않고, 환자가 편안히 즐기면서 혈액순환을 좋게 하고, 독을 제거하는 땀을 나게 하므로 일석이조인 것입니다.

요약하면, 우리 인체는 마음과 정신과 몸이 서로 밀접한 관계를 유지하고 있습니다. 음식은 정신적 · 육체적 안정에 결정적인 영향을 줍니다.

또한, 정신적 안정은 육체적 안정에, 육체적 안정은 정신적 안정에 서로서로 큰 영향을 주고 있습니다.

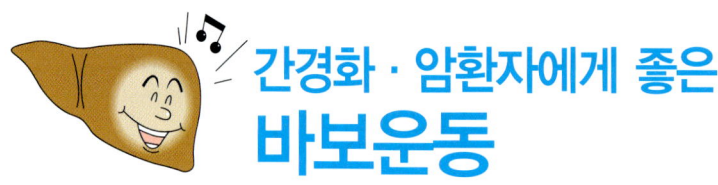

간경화 · 암환자에게 좋은
바보운동

이 운동의 진정한 의미 내지 하는 요령은 이렇습니다.

지금부터는 내가 내 자신을 아끼고, 사랑해야 합니다. 내가 사랑하는 사람(내 몸)을 운동시키는 기분으로 하십시오. 소중하고 예쁘고 사랑스러운 내 애인에게 운동을 시키는 기분으로 부드럽게 움직이게 하십시오. 내 애인(내 몸)에게 운동을 시키면서 속삭이듯 말하십시오.

"어어 너무 힘들지 않어?"

"어어…조심해야지!",

"너무 무리하는 게 아니야?"

"내가 잡아줄게…."

마치 소중한 보물을 다루듯 조심조심 움직여야 합니다.

춤을 추듯이, 애인에게 속삭이듯이 부드럽고 유연한 몸놀림으로 몸과 마음에 즐거움이 스며들도록 움직여야 합니다. 하는 요령을 구체적으로 소개하면 다음과 같습니다.

바보운동

**콧노래를 부르면서 바보가
춤을 추듯이 부드럽게 움직이십시오.**

처음에는 누워서 팔·다리를 부드럽게 움직이십시오.

서서 운동을 하고 싶을 정도의 기운이 있으시면 초등학교 때 배운 보건체조를 생각하면서 힘이 들지 않는 한도 내에서 콧노래를 부르면서 바보가 되어, 아주 천천히 몸을 부드럽게 움직이십시오. 때로는 누워서, 때로는 서서….

도중에 콧노래가 멈추거나, 콧노래 박자가 전혀 맞지 않으면 부드럽게 움직이지 않는 것입니다.

춤을 추듯이 부드럽게 움직이십시오.

처녀, 총각의 첫날밤의 황홀한 기분, 설레는 기분으로 콧노래를 부르면서 춤을 추듯이 부드럽게 움직이십시오.

무리하게 꺾거나 숙이지 마십시오.

자연스럽게 팔, 다리가 움직이는 한도 내에서 콧노래를 부르면서 부드럽게 움직이십시오.

호흡이 가쁘거나 맥박이 무리하게 뛰지 않도록, 아주 천천히 부드럽게 콧노래를 부르면서 싱글벙글 바보가 되어 미소 띤 얼굴로 춤을 추듯이 부드럽게 움직이십시오.

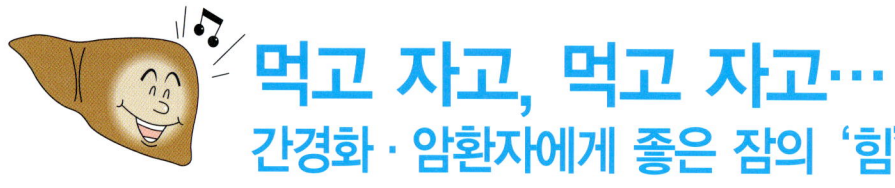

먹고 자고, 먹고 자고…
간경화 · 암환자에게 좋은 잠의 '힘'

갓난아기를 키워본 대부분의 엄마들은 다 아실 것입니다. 어떤 때에 갓난아기가 건강하게 잘 크던가요?

"먹고 자고, 먹고 자고"를 잘 하면 잘 크지요.

또한, 대부분의 동물들은 아플 때에 먹지 않거나 적게 먹고, 움직이지 않고 잠을 많이 잡니다.

그런데 이상하게도 사람들은 아프면 많이 먹고, 많이 움직이려고 합니다. 강아지 같은 동물들은 아프면

"기운이 없으니까 잠을 많이 잘까요?"

"잠을 자면 기운이 생기니까 잠을 많이 잘까요?"

정답은 두 질문을 합쳐 놓은 것입니다. 감기만 심하게 와도, 또는 망치로 못을 박다가 실수로 손가락만 크게 다쳐도, 위장은 아무 이상이 없는 데도 소화가 안 되면서 식욕과 기운이 떨어지고, 쉬고 싶고, 잠을 자고 싶어집니다.

감기 또는 손가락에 염증이 생겼다고 해서 위장이 나빠지는 것은 아닌 데도 말입니다. 이것은 인체의 에너지(힘 · 기)가 치유하려는 쪽으로 쏠리기 때문입니다.

잠은 자신의 에너지를 아끼고 비축하여 자연 치유력을 높이는 최고의 방법입니다.

잠은 정신적·육체적인 안정의 최선의, 최고의 방법입니다.

잠은 최고의 명약이고, 최선의 회복법입니다.

잠은 필자의 바보요법 중에서 가장 중요한 부분입니다.

잠은 어떤 보약보다도, 어떤 방법보다도 최고 중의 최고입니다.

잠을 자지 않고는 감기도 낫지 못합니다. 간경변증이나 암 같은 중증 만성병을 회복하려면 잠자는 횟수와 시간이 가능한 한 많아야 합니다.

필자의 바보요법의 도움으로 효과를 보신 암 환자나 간경변증 환자들의 공통점이 '엄청난 잠'을 자는 것이었습니다.

우리 인체는 잠을 잘 때에 정신적·육체적으로 최고의 평화를 가질 수 있습니다.

즉, 필자가 그토록 중요시하는 '마음의 평화'가 최고도로 오를 때입니다.

인체는 낮에 활동할 때에는 에너지 소비가 많습니다. 자동차는 휘발유를 태워서 원하는 에너지를 만들어내고, 그 부산물로 독성이 강한 매연가스를 생성합니다.

마찬가지로, 인체는 낮에 활동할 때에는 음식물과 피와 살을 태워서 에너지를 만들어내고, 그 부산물로 독성 노폐물들이 생성됩니다.

간경변증이나 암 같은 중증 만성병일 때에 간장은 음식물과 피와 살을 태워서 많은 에너지를 만들어내야 하는 것도 큰 부담이

☞ 중요

간경변증이나 암 환자의 경우 오전에 1~2시간 이상, 오후에 1~2시간 이상, 그리고 밤에 8~10시간 이상으로 잠자는 횟수와 시간을 많이 가지십시오.

고, 부산물로 생성된 독성 노폐물과 스트레스 물질들은 해독해야 하는 것도 엄청난 부담이 되는 것입니다.

인체는 주로 잠을 잘 때에 노폐물을 처리하고, 영양 물질들을 비축합니다. 평화로운 마음으로 잠을 자는 것은 자신의 면역력을 강하게 하는 최고의 방법입니다.

자신의 몸 속에 들어온 바이러스 같은 적군을 공격하는 데 아군의 힘을 회복하고, 비축하고, 강하게 하는 최고의 방법이 잠을 자는 것입니다.

평화로운 마음으로 자는 것은 어떤 음식이나 어떤 약보다도 그 중요성에 있어서 '단연 우선'이라는 것을 명심 또 명심하십시오.

거듭 말씀드리지만, 필자의 바보요법은 한 마디로

"먹고 자고, 먹고 자고를 반복하면서
바보가 되어 싱글싱글 웃고 사는 것입니다"

이렇게 바보가 되어 매일 자고 웃으면서 화도 안 내고, 피로하지도 않고, 술과 고기도 없이, 짜고 매운 것도 없이 살면 '암'이나 '간경변증'이란 친구는 심심하고 섭섭해서 더 이상 도저히 못 살겠다고 떠날 준비를 하기 시작합니다. 그 친구 정말 섭섭해 합니다.

☞중요

자신의 간세포를 가장 빠르고 가장 양질의 세포로 재생시키는 방법은 평화로운 마음으로 자는 것입니다.
필자가 가장 믿고 의지하는 "신께서 주신 몸 속의 약"은 평화로운 마음으로 푹 잘 때 제일 많이 나오고, 웃을 때 그 다음으로 많이 나옵니다.
즉 바보가 되어 자고 웃을 때 펑펑 왕창 쏟아져 나오는 것입니다.

면역이 떨어지면
병이 생깁니다

'독'이 면역을 떨어뜨립니다. 면역이 떨어지면 인체는 독을 이겨내지 못하고, 병이 생깁니다. 즉, 면역이 떨어지면 병이 생깁니다.

몸에 병이 있다는 것은 면역이 떨어져 있다는 것입니다. 물론 '독'으로 '면역'의 모든 것을 설명하기에는 다소 무리가 있겠지만, 올바른 면역기능의 유지를 위해 가장 중요한 부분임에는 틀림없습니다.

면역을 올려 병을 치료하려면

▲ 몸에 있는 독을 빼고,

▲ 몸에 독을 넣지 말고,

▲ 몸에서 독을 만들지 말아야 합니다.

사람(생명체)의 몸에 독이 차고, 그 독으로 인하여 면역이 떨어지면 비정상적인 반응을 일으켜 나쁜 피와 살이 만들어지는 좋지 않은 현상이 발생하는데 그 현상이 '병'인 것입니다.

그렇다면 어떻게 해야 병이 없어질까요?

간단합니다. 독이 병을 일으키므로 독을 없애는 것이 병의 치료에 가장 중요하겠죠!

그런데 생명체 중 특히 인간은 이렇게 단순하지 않습니다. 우리 인간은 안타깝게도 대자연의 흐름에 거슬러서 지구상의 어떤 다른 생명체에서도 볼 수 없는 자신의 자유 의지대로 살려고 하는 에너지가 너무 강합니다.

그러나 진정으로 병을 회복하려면 대자연의 순리에 따라야 합니다. 자신의 잘못된 의지를 버리고 대자연의 순리에 내 자신도 따라가야 합니다. 바보가 되어 많이 자고, 싱글싱글 웃고 살아야 합니다. 그러면 '독'이 해결됩니다.

우리 몸의 독은 크게 세 가지이므로, 독을 없애고 병이 나으려면 이 세 가지를 해결해 주어야 합니다.

'몸에 있는 독'을 없애는 데는 현대 의학, 한의학, 대체 의학 등의 각 분야에서 상당한 발전을 한 것 같습니다.

그런데 여기서 중요한 것은 계속해서 끊임없이 몸의 외부에서 독을 넣기도 하고, 몸의 내부에서 독을 만들어낸다는 것입니다.

건강하게 살려면…

첫째 몸에 있는 독을 없애야 합니다.

이때는 바보식이요법과 정신적·육체적 안정이 필요합니다. 간장에서 해독시킨 독을 담즙에 섞어 십이지장으로 배출시켜 대변

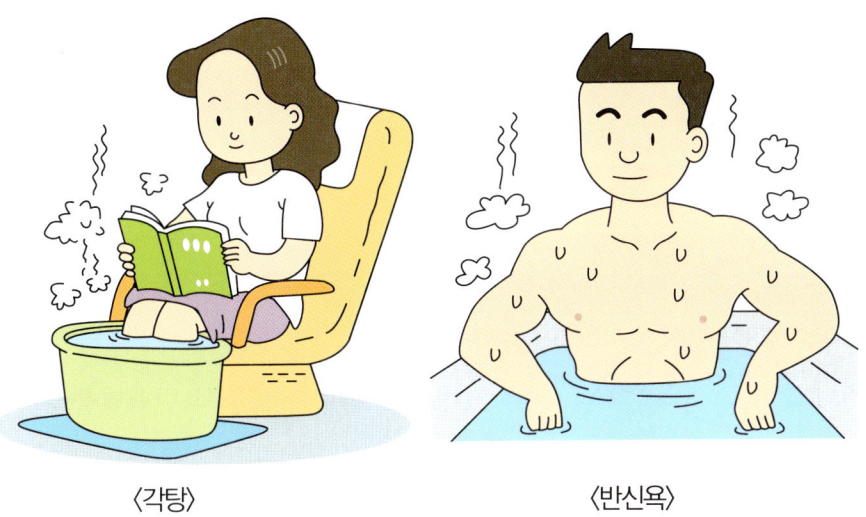

〈각탕〉　　　　　　　　〈반신욕〉

으로 배설시킵니다. 이때는 특히 많이 웃고, 대변을 1일 3회 이상
으로 조절하십시오.

　그리고 혈액에 섞어 신장을 통해 소변으로 배설시킵니다. 녹즙
이나 옥수수차를 음용하면 좋습니다.

　이렇게 간장 기능을 활성화시켜 담즙 생성과 배설을 원활하게
하고, 대소변으로 독성 배출을 잘 되게 하는 것입니다.

　그리고 독을 폐호흡과, 피부호흡 그리고 땀을 통해 배설시킵니
다. 반신욕이나 각탕, 풍욕 등을 활용하면 좋습니다.

　그 외에 현대의학, 한의학, 대체의학 등의 도움으로 '있는 독'
을 없애는 것입니다.

　둘째 몸의 외부에서 독이나 독의 원인물질을 넣지 말아야
합니다.

　이때도 역시 바보식이요법과 정신적·육체적 안정이 필요합니

☞ 대안

몸에 있는 독을 해결하
는 최고의 방법은 바보
가 되어 정신적·육체
적 안정으로 간장기능
을 활성화시켜 몸에 있
는 독을 대변이나 소변
으로 배출시키는 것입
니다.
그리고 바보의 삶인 정
신적·육체적인 안정은
몸에서 독을 만들어내
지 않는 최고의 방법이
기도 합니다.
그 외에 몸에 있는 독
을 없애는 데에 도움이
되는 방법은
- 녹즙, 옥수수 차
- 단전호흡
- 커피관장
- 반신욕
- 각탕
- 풍욕 등이 있습니다.

다. 외부의 독은 주로 짜고 매운 자극성 음식, 과도한 육식 섭취, 그리고 정체불명의 약재들입니다. 여기에서 가장 문제가 되는 것이 대장에서 맹독성(부패성 발효) 가스들을 발생시켜 혈액을 오염시키는 과도한 동물성 단백질 섭취일 것입니다.

그러므로 과도한 동물성 단백질을 피하고, 최소한의 식물성 단백질을 섭취하면서 대장에서 암모니아 가스 등의 질소성 노폐물과 여러 맹독성 가스들이 발생하지 않도록 해야 합니다. 특히 암이나 간경변증 같은 중증 환자들은 대변을 1일 3회 이상으로 조절하여 대장을 깨끗이 함으로써 오염된 혈액을 다시 맑게 만들어야 합니다.

셋째 몸의 내부에서 독이나 독의 원인물질을 만들어내지 말아야 합니다.

이때도 물론 바보식이요법과 정신적 · 육체적 안정은 반드시 필요합니다. 여기서 제일 문제가 되는 것이 정신적 · 육체적인 스트레스입니다. 간장에서 죽도록 해독시켜야 하고, 여러 장기에 치명적인 손상을 주는 스트레스 물질을 발생시키지 말아야 합니다. 바보가 되어 '우하하하하' 배꼽이 빠져라고 자꾸 자꾸 웃으십시오. 어깨를 들썩이면서 고개로 장단을 맞추어 신나게 콧노래를 부르십시오.

암이나 간경화증 환자들이

짜증을 내면 맥주 한 병을 마신 것과 같습니다.

버럭 화를 내면 소주 한 병을 마신 것과 같습니다.

악을 쓰면서 화를 내면 양주 한 병을 마신 것과 같습니다.

속앓이를 하면서 잠을 못 자고 고민하면,

쥐약 한 병을 마신 것과 같습니다.

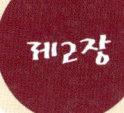

제2장

간경화·암에 좋은
녹즙·죽·차
건강법

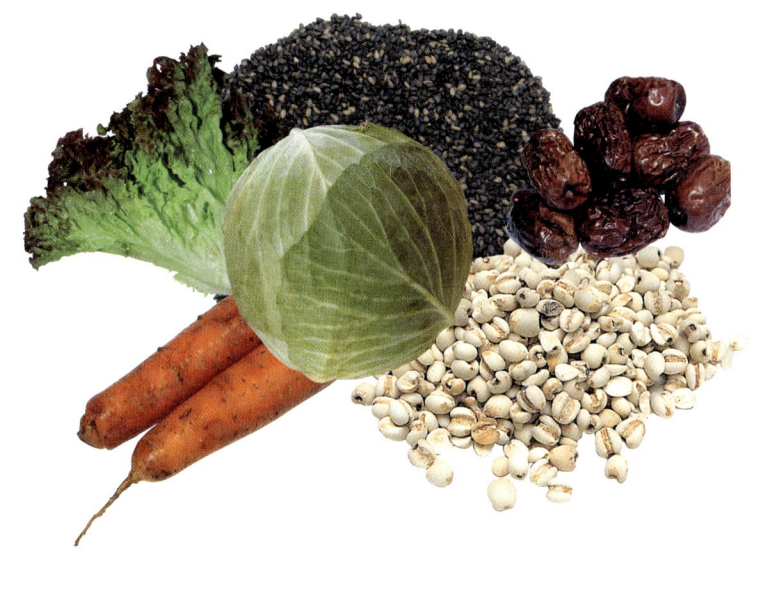

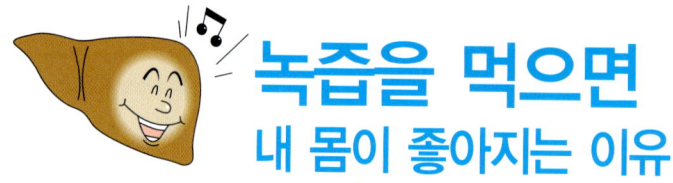

녹즙을 먹으면
내 몸이 좋아지는 이유

소식을 가능하게 해줍니다

소식(少食)을 하면 건강에 좋아서 장수의 비결이라는 것은 누구나 아는 사실입니다. 녹즙은 소식을 가능케 해줍니다.

충분한 양의 야채와 과일을 먹을 수 있습니다

고기를 적게 먹고 작열하는 태양 빛을 듬뿍 받은 살아 있는 싱싱한 야채·과일 등의 식물을 먹으면 건강에 좋다는 것은 누구나 알고 있을 것입니다. 녹즙은 충분한 양의 야채·과일을 먹기에 안전하고 편하게 해줍니다.

혈액이 맑아집니다

변비는 해롭고, 쾌변을 보면 건강에 좋다는 것도 누구나 알고 있습니다. 녹즙은 쾌변을 가능케 해주어 혈액이 맑아집니다.

각종 영양분의 보고입니다

살아 있으면서도 이상적인 비율로 조화된 비타민, 미네랄 등의 각종 영양분을 품고 있는 야채·과일이 인간 생명의 원초적 욕구라는 것도 알고 계실 것입니다.

에너지의 보고입니다

힘! 에너지! 뜨거운 태양빛, 태양 에너지, 작열하는 태양!

식물은 태양에너지를 광합성이라는 과정을 통해서 직접 얻을 수 있는데 우리 인간은 거의 직접 얻지 못하고 주로 식물을 통해 간접적으로 얻고 있습니다.

자연 치유력을 높여줍니다

인간은 자연의 일부입니다. 병을 이기려면 자연을 이용하여 자연치유력 즉, 면역력을 높여야 병이 치유된다는 것도 이제는 상식이 되어버렸습니다.

필자는 면역력, 자연 치유력, 즉 신께서 주신 몸 안에 있는 약의 힘을 가장 강력하게 끌어 올리려면 바보가 되어

평화로운 마음으로 자는 것과

싱글벙글 때로는 배꼽이 빠지도록 웃는 것

그리고 뜨거운 태양 빛을 듬뿍 받은 신선한 야채·과일을 감사와 기쁜 마음으로 먹는 것이라고 생각합니다.

그런데 문제가 되는 것은 야채·과일을 충분한 양과 여러 종류로 골고루 먹기가 힘이 들고, 입맛에 맞게 요리를 하는 과정에서 열을 가하면 중요한 성분이 파괴된다는 것입니다.

특히 환자들은 소화장애 등의 여러 가지 이유로 식물 그대로를

충분히 골고루 먹기가 매우 어렵습니다.

그래서 환자들이 태양 에너지가 듬뿍 담긴 야채·과일을 먹기도 편하고 소화도 잘 되고 안전하게 골고루 충분한 양을 먹는 방법이 찧어서 짜먹는 방법입니다. 이것이 녹즙입니다.

다시 말씀드리면 살아 있으면서도 이상적인 비율로 잘 조화된 비타민과 미네랄 등을 우리 인간이 얻을 수 있는 가장 손쉬운 방법이 '녹즙'이라는 것입니다.

생기가 도는 싱싱한 야채와 과일을 먹는 것은 환자들에게 대자연의 생기를 넣어주는 매우 좋은 방법입니다.

필자의 우둔한 머리로 어찌 우주의 기를 논할 수 있겠습니까?

또한, 필자는 결코 현대 과학이 알아낸 몇 가지 식물의 성분을 말하고자 하는 것도 아닙니다.

필자는 작열하는 뜨거운 태양 빛을 듬뿍 쪼인 싱싱한 생기가 도는 풋풋한 녹황색 야채와 과일에는 우주의 신비한 태양 에너지가 엄청나게 들어있을 것이고, 현대 과학이 알아내지 못한 신비한 성분들이 환자들을 회복시키는 데 도움을 줄 것을 의심치 않고 있습니다.

그리고 이 신비한 성분들이 환자가 평화스러운 마음으로 자는 것을 도와주고, 기분이 좋아져서 배꼽이 빠지도록 웃는 것을 가능케 해줍니다.

그 결과 신께서 주신 '몸속의 약'의 힘을 강력한 썬 파워로 만들어 주어, 환자분들이 회복하는 데 큰 도움이 될 것을 확신하고 있습니다.

내 몸에 좋은 녹즙
100% 효과보는 법

녹즙 복용을 처음으로 시작하는 경우나, 간기능이 많이 안 좋을 때는 혈액검사로 간기능을 자주 살피면서 녹즙량을 극히 소량씩 드시다가, 조금씩 늘려야 합니다.

왜냐하면 환자 상태에 따라, 또는 체질에 따라 간기능이 더 나빠지는 경우도 있기 때문입니다.

녹즙은 그 자체가 차기 때문에 조금씩 입에서 오래 씹는 등 오래 입에 머무르게 함으로써 침과 함께 완전히 체온 상태로 넘겨야 합니다.

바보가 되어 싱글벙글 웃고, 콧노래를 부르고, 고개와 어깨로 장단을 맞추면서 귀밑 침샘을 부드럽게 마사지하면서 꼭꼭 씹어 드십시오. 그러면 침이 많이 나옵니다.

아기와 바보들이 흘리는 침을 많이 흘리십시오. 침에는 소화효소, 항생인자, 항암인자 등을 비롯하여 내 몸의 수많은 정보들이 들어있다고 합니다.

먹은 음식물이 침과 함께 섞여 입에서 머무르는 동안 음식물들

☞ 중요

야채 과일을 그대로 먹으면 대단히 좋습니다. 그러나 암이나 간경변증일 때는 식도정맥류 파열의 위험이 있고, 녹즙으로 먹으면 20분이면 소화 흡수가 되는데, 그대로 먹으면 훨씬 많은 시간이 소모되므로 다른 중요한 것들을 섭취하기가 곤란합니다.

☞ 요령

때문에 녹즙은 차스푼으로 떠 먹는다거나 아기우유병에 넣어 조금씩 빨아드십시오.

은 내 몸에 필요한 많은 정보들과 섞여 식도를 지나 위로 들어가는 것입니다.

녹즙 한 잔을 10분 이상 동안 씹으면서 천천히 드시면 좋습니다. 짠 즉시 마시는 것을 원칙으로 하셔야 하고 공복 시 1일 2~3회로 하시면 됩니다.(물론 가능하다면 점차 녹즙 양이나 횟수를 늘려도 좋습니다.)

녹즙 재료는 유기농으로 재배한 무공해로 그 계절에 나오는, 가능한 태양빛을 직접 받은 신선한 녹황색 야채·과일로 선택해야 합니다.

녹즙 재료는 흐르는 물에 여러 번 씻어내고 숯가루나 몇 방울의 과일 식초를 섞은 물에 담갔다가 다시 흐르는 물에 씻어내고 사용하시면 됩니다.

배달이나 가공된 녹즙보다는 녹즙 재료의 선택부터 착즙까지 모든 과정이 가족의 정성과 사랑으로 이루어져야 좋습니다.

간경화 · 암환자가 먹으면 좋은
녹즙 · 죽 · 차

녹즙은 왜 먹어야 하는가?

맑은 공기와 뜨거운 태양 에너지를 듬뿍 받은 신선한 과일과 푸른 야채는 간경변증이나 암 환자에게 꼭 필요한 각종 비타민, 미네랄의 보고이기 때문입니다. 그리고 우리의 원초적인 에너지인 태양 에너지를 흡수하는 방법이기도 합니다.

그런데 간경화나 암 환자는 식도정맥류, 소화장애 등 여러 가지 문제로 과일과 야채를 충분히 섭취하기가 곤란하므로 충분한 영양분을 섭취할 수도 있고, 먹기에도 안전하고 편리한 즙 상태로 먹는 방법을 선택할 수밖에 없기 때문입니다.

그럼, 간경화나 암환자가 평소 즐겨 먹으면 좋은 베스트 녹즙, 죽, 차의 재료를 소개하면 다음과 같습니다.

간장병의 대표 야채 **미나리**
−이뇨 · 이담 · 해독작용으로 복수 · 황달에 효과−

간장병에 가장 대표적인 야채인 미나리는 이뇨작용, 이담작용, 해독작용이 있어 복수, 부종, 고혈압에도 쓰고 황달에도 효과가 있으며, 토하고 설사하는 증세에도 좋습니다.

미나리는 주로 논에서 재배하는 논미나리와 논두렁이나 물이 흐르는 개천가에 있는 돌미나리, 그리고 산기슭 등 산 속 습한 곳에서 나는 산미나리 등이 있습니다.

농약 위험과 효능 면에서 볼 때 산기슭에서 나는 산미나리나 야생 돌미나리가 좋다고 봅니다.

하지만 산미나리는 구하기가 쉽지 않으면서 독미나리가 있을 수 있고, 요즘의 돌미나리는 오염된 개천가나 농약이 있는 논두렁에서도 채취되므로, 청정 재배한 깨끗한 논미나리가 적절하다고 봅니다.

물론 산기슭의 산미나리나 깨끗한 개천가의 야생 돌미나리(불미나리)를 구할 수 있다면 좋습니다.

간장병을 비롯한 성인병에는 옛날부터 돌미나리(불미나리)가 약효가 뛰어나다 하여 선호해 왔습니다. 돌미나리는 논미나리에 비해 전체적으로 작은 데 줄기가 붉은 색을 띄는 게 특징입니다.

※미나리의 거머리 제거법

미나리에는 간혹 거머리가 붙어 있을 수 있습니다. 이럴 경우 거머리를 제거하는 방법은 미나리를 물과 함께 큰 그릇에 담그고, 거기에 놋수저나 십 원짜리 동전을 넣어두면 거머리가 빠져 나옵니다.

그리고 흐르는 물에 씻은 뒤 숯가루나 몇 방울의 과일 식초를 탄 물에 담갔다가 다시 흐르는 물에 씻어내고 사용하시면 됩니다.

미나리는 그대로 사용하시면 좋으나 맛이 독하게 느껴지거나 거머리, 기생충 등이 있을 경우에는 소독하기 위해 뜨거운 물에 2~3초 정도 살짝 데칩니다. 미나리는 잎, 줄기, 뿌리 모두 다 사용하시면 더욱 좋습니다.

☞ **주의**

논미나리는 반드시 무농약으로 재배한 미나리여야 합니다. 산미나리를 산에서 채취하실 때에는 독미나리가 있을 수 있으니 주의하십시오.

처음 녹즙으로 복용했을 때 설사를 하거나, 가스가 차는 경우에는 잠시 멈추었다가 조금씩 양을 늘려 나가면 됩니다.

☞ **효능**

해독작용, 이뇨작용, 이담작용, 지혈작용, 해열작용이 있어 간장질환 (간염, 간경화, 간암), 황달, 부종, 고혈압, 심장병, 식욕부진, 두통, 구토, 변비 치료 예방에 도움을 줍니다.

사과의 주요 성분은 포도당, 과당, 사과산, 구연
산, 비타민 C, 식물성 섬유인 펙틴 등으로 되어
있습니다. 미네랄은 칼륨이 많고 그 외에 칼슘,
나트륨 등이 함유돼 있습니다.

녹즙 중에 가장 중요하고, 맛있는 즙이 신선한 사과즙입니다.
사과를 먹으면 혈액순환이 잘 되어 몸을 따뜻하게 하고, 장의 밸
런스를 조절하여 설사와 변비를 낮게 해주므로 사과는 병의 회복
에는 매우 좋은 과일이어서 예로부터 병문안 갈 때는 사과를 제
일 많이 가지고 갔었습니다.

우선 신선한 사과즙의 새콤달콤한 맛과 향은 너무 좋아, 마시는
순간에도 기분이 매우 상쾌해지고 갈증과 피로를 풀어줍니다.

사과의 독특한 맛과 향은 다른 녹즙의 역겹고 쓴 맛을 중화시
키기도 합니다.

☞참고

서양에서는 "하루에 사
과 한 개를 먹으면 의
사가 필요없다."는 말이
있을 정도입니다.

사과는 간경화 · 암 환자에게 우수한 과일

사과의 빼놓을 수 없는 우수한 점의 하나는 다량 함유되어 있
는 펙틴입니다. 펙틴은 수용성인 식물성 섬유로서 수분을 흡수하
여 팽창하고 점성을 띱니다.

이러한 펙틴의 작용은 부드러운 변을 보게 하고, 대장에서 독성
가스들이 생성되는 것을 막습니다.

그리고 장의 벽에 보호막을 만들어 암모니아를 비롯한 인돌, 스카톨, 황화수소, 이산화탄소 등의 독성 가스들이 장혈관으로 흡수되는 것을 차단하고 체외로 속히 배출시킵니다.

그렇기 때문에 혈액을 맑게 하여 간질환이나 각종 암, 특히 간암, 유방암, 대장암 예방에 매우 효과적입니다.

이렇게 사과는 우수한 영양성분으로 환자에게 영양을 공급하고, 피로를 풀어주고, 섬유질인 펙틴은 장을 보호하고 깨끗하게 하며, 기능을 활발하게 하여 변비와 설사의 예방, 치료에 좋습니다. 또 장내 가스의 발생을 막고 가스 배출을 도우므로 암이나 간경변증 환자에게는 없어서는 안 되는 최고의 과일입니다.

☞주의

무공해 사과라 해도 무농약이 아니고 대부분 저농약이라 합니다. 일반인은 잘 씻어 드시면 껍질째 드셔도 상관없겠으나, 조금이라도 해로운 것을 먹지 않아야 할 환자, 특히 암이나 간경화 환자일 경우에는 아깝지만 껍질은 벗기고 씨는 그대로 녹즙을 내시는 게 좋습니다.

☞효능

간암, 유방암, 대장암을 비롯한 각종 암, 간경화를 비롯한 각종 간질환, 식욕부진, 허약체질, 동맥경화, 변비, 설사, 이질, 구토, 고혈압 등의 치료 예방에 도움을 줍니다.

☞중요

사과는 긴장을 풀어주는 진정작용이 뛰어나므로 스트레스를 많이 받고 사는 현대인들과 환자, 특히 예민해진 암 환자나 간경화 환자에게 매우 우수한 과일임에 틀림없습니다.

속이 꽉 찬 **양배추**
−항궤양 성분 들어있어 소화기 궤양·암 치료에 도움−

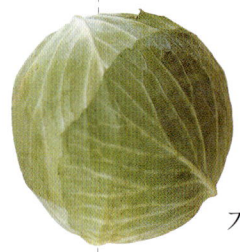

섬유질이 많아 변비에 탁월한 효과가 있으며, 비만증에도 효과가 좋습니다. 변비가 심한 경우에는 녹즙으로 드셔도 좋으나, 짜지 말고 갈아서 그대로 드시면 더욱 효과가 좋습니다.

−양배추에는 항궤양 성분으로 알려진 비타민 U가 다량 함유되어 있어 녹즙으로 다량 섭취하면 위·십이지장궤양 치료 예방에 도움을 줍니다.−

또 위암이나 대장암의 치료 예방에도 도움을 줍니다.

특히 양배추에 들어있는 비타민 C와 칼슘은 진정작용이 있어 안절부절하는 조바심이나 고혈압, 불면증 등의 스트레스성 질환에도 도움을 줍니다. 그리고 뼈가 약한 노인이나 어린이에게도 좋습니다.

이외에도 빈혈과 당뇨병에도 도움을 주고 주근깨, 여드름 등의 피부 미용에도 좋습니다.

소화불량이 있으신 분들은 무와 함께 녹즙을 내시면 더욱 좋습니다. 푸른 껍질에 비타민이 많이 있으므로 버리지 말고 사용하십시오.

주의
맛이 역하거나, 자극성이 있다고 느끼신 분이나, 추위를 많이 타거나 몸이 냉한 사람들은 1~2초 정도 뜨거운 물에 살짝 데쳐서 사용하셔도 좋습니다.

체질에 따라 처음 녹즙으로 복용할 때 장내 가스가 많이 찰 수가 있으니 그런 분들은 잠시 중단하였다가 다시 소량씩 늘려 복용하면 좋습니다.

양배추를 구입하실 때에는 조금 떼어 맛을 본 후 맵지 않은 것을 골라야 합니다. 여름철에는 종종 매운 맛이 나는 것이 있기 때문입니다.

☞ **효능**

해독작용, 지혈작용, 조혈작용, 간기능 강화작용 등이 있습니다. 따라서 위·십이지장궤양, 변비, 위암, 대장암, 간장질환, 피부질환, 당뇨, 비만 등의 치료 예방에 도움을 줍니다.

몸과 마음이 가벼워지는 오이

−이뇨작용·해독작용 커 부종·복수 개선−

이뇨작용과 해독작용이 강력한 식품입니다. 다량 함유된 칼륨의 작용으로 체내의 염분(나트륨)과 노폐물을 소변으로 배출시켜 부종과 복수에 도움을 주고, 장복하면 몸과 마음이 가벼워집니다.

허준 선생님의 〈동의보감〉에 의하면 오이는 이뇨효과가 있고 위장을 이롭게 하며, 열을 내리고 소갈을 멈추게 한다고 되어 있습니다.

특히 암이나 간경화 환자가 당뇨병이 있는 경우 녹즙에 오이를 섞으면 도움이 되실 것입니다.

일반적으로 오이의 찬 성질은 몸과 마음의 열을 내려줍니다. 그래서 화상을 입었을 때 생즙을 먹고 바르면 도움이 되고, 일사병에도 도움이 됩니다.

또한 오이는 피부를 희게 하고 탄력을 주며 매끄럽게 하는 효과가 있어 예로부터 여성들이 많이 사용해 오고 있습니다.

오이가 많이 나는 여름철에 오이 꼭지와 함께 오이를 반으로 쪼개어 그늘에 말려 보관하였다가 물을 붓고 끓여 차로 마시는 것도 좋은 방법입니다.

☞상식

가정에서 평소에 오이즙을 얼음조각으로 만들어 비닐 봉지에 냉동 보관하였다가 화상이나 일사병 같은 응급시에 믹서기로 갈아서 먹고, 바르면 매우 효과가 좋습니다.

☞중요

오이나 당근 껍질에는 비타민 C 파괴 효소가 있기 때문에 껍질을 두껍게 깎거나 레몬을 섞어서 녹즙을 내시면 좋습니다.

☞**주의**

오이의 꼭지 부분은 쓴맛이 있으나 중요 성분들이 있으므로 버리지 말고 사용하십시오. 또 오이의 찬 성질 때문에 몸이 너무 냉하거나 약한 사람은 소량씩 녹즙을 내셔야 하고 장복은 곤란합니다. 꼭 필요한 경우는 따뜻한 식품과 같이 녹즙을 내면 좋습니다.

☞**효능**

부종이나 복수, 당뇨, 화상, 고혈압, 약물중독, 숙취, 알콜 중독, 연탄가스 중독, 구토, 두통, 방광염(오줌소태), 기관지염 등의 치료 예방에 도움을 줍니다.

밑반찬으로 즐겨 먹는 **연근**

–죽이나 녹즙으로 먹으면 지혈에 좋은 효과–

연근의 가장 대표적인 작용은 잇몸이나 코 등의 출혈을 멈추게 하는 지혈작용입니다.

그렇기 때문에 간경변증으로 잇몸이나 항문, 코 등에서 자주 출혈이 있는 분들은 죽에 넣어도 좋고, 녹즙으로 사용하셔도 좋습니다.

예로부터 우리 어머님들께서는 연근을 밑반찬으로 많이 활용해 왔습니다. 고서에 의하면 연근은 열을 내리고 소변을 잘 누게 하며, 어혈을 풀어 깨끗한 피를 만들기 때문에 산후에 좋고 잇몸이나 항문, 코 등의 출혈을 멈추게 한다고 했습니다. 또 혈변이나 혈뇨, 자궁출혈, 대하 등을 멈추게 하는 데 도움을 준다고 되어 있습니다.

특히 기운이 나게 하고 정신활동을 도우며, 장복하면 건강해지고 배고픔을 모르며 장수한다고 기록되어 있기도 합니다.

☞**주의**

비위가 약하여 자주 설사하는 분은 쓰지 않는 게 좋습니다.

☞**효능**

지혈작용과 이뇨작용, 해열작용 등이 있습니다.

레드 푸드의 대명사 **토마토**
–각종 간질환 · 암 치료에 좋은 효과–

토마토는 야채인 데도 특성이 과일과 비슷합니다. 오히려 어떤 과일보다도 영양가가 풍부한 우수한 식품입니다.

토마토에는 각종 비타민, 미네랄, 당질 등의 영양분이 많고, 피를 맑게 하며 빈혈이나 피로 회복에 매우 좋고 소화를 잘 시킵니다. 또 간경화증을 비롯한 각종 간질환과 유방암을 비롯한 각종 암, 고혈압, 동맥경화, 뇌졸중, 심장병 등의 예방과 치료에 도움을 줍니다.

토마토를 드실 때는 약간 소금기를 느끼게 하는 맛이 있기 때문에 무염식을 하실 때 얇게 썰어서 반찬 대신 드시면 좋습니다.

☞**주의**

토마토의 껍질은 농약 위험도 있고, 소화가 잘 안 되므로 반드시 벗겨 사용하십시오.

☞**효능**

유방암, 폐암, 전립선암 등의 각종 암이나 간경변증을 비롯한 간장질환, 고혈압, 동맥경화, 뇌졸중, 심장병, 빈혈, 피로, 야맹증, 당뇨, 소화불량, 식욕부진 등의 치료 예방에 도움을 줍니다.

신장에 별 무리를 주지 않는 천연의 이뇨제입니다. 이뇨작용이 우수하여 소변을 잘 나오게 하므로 예로부터 부종이나 복수를 빼는 데 사용해 왔습니다.

필자가 말하는 '몸에 있는 독'을 빼는 데에는 옥수수차(옥수수알)와 함께 매우 중요한 식품입니다.

옥수수 수염에는 담즙 분비 촉진작용이 있어 오래 전부터 민간요법으로 담낭결석, 담낭염, 황달, 그밖의 간장질환에 즐겨 쓰고 있습니다.

또한, 옥수수 수염을 장복하면 단백뇨가 있는 만성 신장염 등의 신장질환이나 방광염, 배뇨통에도 효과가 있습니다.

그리고 말초혈관 확장작용이 있어 고혈압이나 심혈관질환에도 효과가 있으며, 혈당 강하작용이 있어 당뇨병에도 사용합니다.

옥수수 수염은 말리지 않고 바로 차로 끓여 드셔도 좋습니다. 보관하실 때에는 흐르는 물에 씻어 물기를 제거한 후 그늘에 말립니다.

특히 복수가 있을 때는 붉은 황색 옥수수 알 100g과 옥수수 수염 마른 것 10~50g을 물 2ℓ에 넣어 약 1~1.5ℓ로 졸여 하루에 나누어 마시면 됩니다.

여름철에는 쉽게 상하므로 하루 드실 양만 끓여 냉장 보관하였다가 데워 드시면 좋습니다.

☞효능

이뇨작용, 이담작용, 혈당강하작용, 지혈작용이 있어 부종이나 복수, 단백뇨가 있는 만성 신장염에 좋습니다. 또 배뇨통이나 방광염, 고혈압, 당뇨, 심장병, 담낭결석, 황달, 비만, 야뇨, 혈뇨 등의 치료 예방에도 도움을 줍니다.

작은 검정콩은 약콩, 쥐눈이콩, 준저리콩 등으로 불리는데 특이할 정도로 다른 식물성 식품에 비해서 필수 아미노산을 비롯한 양질의 식물성 단백질이 다량 함유되어 있습니다. 또한 불포화지방산, 비타민, 미네랄, 섬유질 등도 많이 함유되어 있습니다.

따라서 과량의 동물성 단백질을 섭취하기 곤란한 암이나 간경화 환자에게 필수 아미노산을 비롯한 양질의 식물성 단백질을 공급해주는 매우 우수한 식품입니다.

불포화지방산은 콜레스테롤 수치를 떨어뜨리는 효과가 있어 피를 맑게 해주므로 간장질환, 각종 암, 고혈압 등의 각종 성인병에 없어서는 안 되는 매우 중요한 식품입니다.

해독작용이 있어 여러 가지 음식물 또는 약물 등으로 인한 중독을 없애는 데 도움을 줍니다.

특히 신장기능을 강화시켜 소변을 잘 나오게 하므로 부종을 없애는 데도 도움을 줍니다.

예부터 콩은 영양가가 많다 하여 "밭에서 나는 쇠고기"라고 하였습니다. 콩 중에서 조그맣고 검은 색인 콩이 약효가 뛰어나 예로부터 '약콩' 이라 했습니다.

이 약콩인 검정콩은 검정 참깨와 단짝을 이루어 오래 전부터 각종 질병에 약용으로 많이 활용해 오고 있습니다.

또한 일명 감두탕이라고 하여 검정콩과 감초 달인 물을 마시면 식중독, 약물중독, 니코틴 중독, 알콜 중독 등의 여러 중독을 풀어주는 데 도움을 줍니다.

그리고 필자의 바보식이요법에 있는 검정콩, 검정참깨와 율무, 찹쌀, 현미쌀은 서로에게 부족한 단백질을 서로 보완해주는 역할을 합니다.

☞**주의**

한 보고서에 의하면 소화 흡수율은 대략 볶은 콩 60%, 삶은 콩 70%, 볶아서 간 콩 83%라고 합니다. 따라서 소화 기능이 약한 환자의 죽을 끓일 때는 반드시 '볶은 가루'를 사용하셔야 합니다.

심하게 소화가 안 되거나 설사, 변비가 있으신 분은 검정콩을 줄이거나 빼는 것이 좋습니다. 간성 혼수의 기미가 있으면 단백질 섭취를 피해야 하므로 검정콩은 넣지 마십시오.

☞**효능**

해독작용, 항암작용, 항산화작용 등이 있고 골다공증, 신장질환, 담석, 고혈압, 유방암을 비롯한 각종 암이나 심장병, 중풍, 통풍, 당뇨병, 폐경기 증상 등의 치료 예방에 도움을 줍니다.

고소한 맛이 일품! 검은 참깨
-강장 · 항노화 효과 큰 우수한 식품-

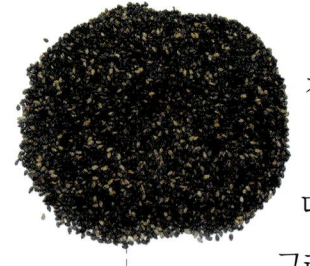

한방에서는 '흑임자'라고 합니다. 이시진 님의 〈본초 강목〉에 의하면 중국 호(胡)라는 지방에서 났고, 그 모양이 삼과 닮았다 하여 '호마(흑호마)'라고 하였습니다.

그리고 옛날에는 그 효능이 8가지 곡식 중에서 최고로 거대하고 좋다 하여 '거승'이라고도 하였다 합니다.

검정 참깨는 오장의 기능을 강화시킵니다.

특히 신장을 보하여 간장을 이롭게 합니다.

그리고 노화를 예방합니다. 특히 흰머리를 검게 하고 피부를 젊게 합니다. 또 두뇌를 좋게 하고 근육을 튼튼하게 하며 정력을 보충해주는 일을 돕습니다.

따라서 허약한 환자에게 필수지방산, 단백질(아미노산), 칼슘 등을 보충해주는 영양의 보고로 매우 우수한 식품이라고 할 수 있습니다.

또한 아미노산의 조성이 매우 우수하므로, 과량의 동물성 단백질 섭취가 곤란한 암이나 간경변증 환자에게는 콩과 함께 매우 우수한 식품입니다.

(참깨를 볶을 때 나는 고소한 냄새는 아미노산인 시스틴이 타는 냄새입니다.)

특히 대장에서의 윤활작용으로 쾌변을 보게 하여, 암모니아 등의 독성 노폐물의 생성을 방지합니다. 그 결과 혈액이 맑아집니다.

예부터 허약한 환자나 노인들이 참깨를 장복하면 오장을 건강하게 해주고 뇌의 활동을 강화시키며, 근육을 튼튼하게 하고 쾌변을 보게 한다 하여 식용으로 많이 써온 강장 항노(强壯 抗老)의 매우 우수한 식품입니다.

☞**주의**

무농약, 국내산이어야 하고, 반드시 볶은 가루를 사용하셔야 합니다. 만성설사, 특히 황달이 오는 담즙 분비 장애로 지방질 흡수가 안 되어 설사가 심할 때에는 참깨를 먹지 말아야 합니다.

☞**효능**

간장병, 암, 허약체질, 빈혈, 이명, 만성변비, 동맥경화, 허리통증, 무릎관절통, 머리카락이 일찍 희어지는 증세 등의 치료 예방에 도움을 줍니다.

사마귀(양성종양)를 없애는 **율무**

−항종양작용·이뇨작용 커 질병 치료에 효과−

쌀과 비슷한 모양을 가진 율무는 약리작용이 뛰어나 한방에서는 '의이인'이라 하여 한약재로도 널리 쓰이고 있습니다.

율무의 단백분해 효소는 비정상 세포의 단백질인 사마귀(백질)라는 양성 종양을 분해하는 데 도움을 줍니다.

예부터 사마귀를 없애는 데 많이 사용해온 율무는 암(악성종양)의 치료 예방에 도움을 주기도 합니다.

중국 명나라 이시진 님의 〈본초강목〉에 의하면 "율무는 비장을 건강하게 하고 설사를 멈추게 하며 위를 좋게 하고 폐를 보한다."고 했습니다. 또 "열을 없애 시원하게 하고 풍과 습을 제거하며 식욕을 증진한다."고 기록돼 있습니다.

따라서 예로부터 폐결핵이나 해수, 그리고 만성 설사에 널리 활용하였고, 근육의 마비나 경련에도 사용되었습니다.

또한 다른 고서에는 율무가 "이뇨작용으로 소변을 잘 통하게 하여 부종을 없애고 신장질환에 효과가 있으며, 해독작용과 내장의 배농효과가 뛰어나고 허약체질이나 빈혈 등에도 효과가 있다."고 되어 있습니다.

이러한 율무는 고혈압과 내장의 염증질환에 많이 사용하였고, 보리와 함께 당뇨식으로도 사용되어 왔습니다.

☞**주의**

비위기능이 약하여 변비가 있는 경우와 임신했을 때에는 쓰지 않는 것이 좋습니다.

☞**효능**

　항종양작용, 이뇨작용, 해독작용, 지사작용, 비장·위장 강화작용, 배농작용 등이 있고, 폐를 보하고 열을 없애 시원하게 하고 풍습을 제거하는 데도 도움을 줍니다.

　빈혈, 폐결핵, 해수, 근육마비나 경련, 고혈압, 내장염증질환, 당뇨병의 치료 예방에도 도움을 줍니다.

☞**참고**

필자는 부종이나 복수를 동반한 '간암'일 경우에는 율무를 소량 사용하고 있으나 간암 이외의 다른 암일 경우에는 체중 감소를 막기 위해 율무를 사용하지 않는 것을 원칙으로 하고 있습니다.

빨간 빛깔 속의 놀라운 약효 **대추**
-간기능 좋게 하고 담즙 분비 촉진-

대추는 간장에 영양을 공급하여 간장 기능을 정상화 시키고, 담즙 분비를 촉진하는 데 도움을 줍니다. 또 비장과 위장을 비롯한 소화기관을 건강하게 하고 따뜻하게 합니다. 그래서 복통이나 식욕부진, 구토증, 위산과다 등에 도움을 줍니다.

대추에는 신경을 안정시켜 주는 작용이 있어 꿈을 많이 꾸거나 잠을 잘 자지 못할 때, 그리고 신경이 예민하거나 신경질적인 경우에 효과적입니다.

그래서 스트레스를 많이 받고 사는 현대인들에게 안정제 역할을 해주는 아주 우수한 약재입니다. 묏대추씨는 한방에서 '산조인'이라 하여 중요한 안정제로 쓰고 있습니다.

이러한 대추는 한방에서 생강과 함께 많이 쓰는 약재입니다. 다른 약재의 독성을 풀어주고 서로 다른 약재들과의 관계를 조화롭게 하는 작용을 합니다.

☞주의

몸에 수분이 많아 살이 많이 찐 중·노년층은 사용하지 않는 것이 좋습니다.

☞ 효능

간기능 강화, 담즙분비 촉진, 진정작용, 이뇨작용 등이 있습니다. 또 비장과 위장 등의 소화기관을 보하고 따뜻하게 하여 복통이나 식욕부진, 위산 과다 등의 치료 예방에 도움을 줍니다.

허준 선생님의 〈동의보감〉에 의하면 생강은 말초 혈액 순환을 촉진하므로 전신이 따뜻해지면서 땀이 나고, 오장육부의 냉을 제거한다고 기록되어 있습니다.

또한 위액 분비를 촉진하므로 식욕을 증진하고 소화기능을 강화시키며, 위장의 연동운동을 촉진하여 가스의 배출을 돕습니다.

특히 비장과 위장 기능을 조정하여 구토를 멈추게 하여 '토하는 병을 치료하는 성약'이라는 별명이 붙을 정도로 옛날부터 민간이나 한방에서 구토를 멈추게 하는 중요한 약재로 사용되었습니다.

생강은 뇌에 작용하는 것이 아니고, 장에 작용하기 때문에 졸음이 없이 구토증, 딸꾹질, 멀미 등을 멈추는 데 도움을 줍니다. 그래서 옛날부터 멀미약으로도 사용해 왔습니다.

생강은 또한 제독작용이 있어 한방에서는 독성이 있는 약재인 반하나 천남성 등의 제독에 사용하고 있습니다.

이렇게 생강은 여러 약독을 제거할 뿐만 아니라 각종 공해로 인한 독을 제거하는 데 도움을 줍니다.

특히 생강은 식중독을 일으키는 콜레라 균 등의 세균과 여러 병균에 대해 살균ㆍ항균작용을 하는 데 도움을 주고 있습니다.

그리고 맛과 향이 독특하고 냄새를 제거하는 효과가 뛰어나므로 생선 비린내 제거에도 쓰고, 조미료로도 많이 사용하고 있습니다.

이외에도 생강은 몸이 냉한 저혈압 환자가 소량씩 장복하면 혈압이 올라가는 약효도 기대할 수 있습니다.

필자의 영양식(붕어·잉어+표고버섯)에도 비위가 약하거나 몸이 냉한 사람, 해독이 필요한 경우에 생강과 대추를 오래 전부터 첨가하여 사용하고 있습니다.

☞**주의**

▶맵고 따뜻한 성질이 있으므로 속열이 많으신 분은 복용하지 않는 것이 좋습니다.

▶말초혈관을 확장시키는 작용을 하므로 눈병(눈출혈), 치질(항문출혈) 등의 각종 출혈 증상이 있으신 분은 먹지 않아야 합니다.

☞**효능**

제독작용, 해독작용, 진토작용, 해열작용, 위액분비 촉진작용, 진통작용, 혈액순환 촉진작용 등이 있고 구토, 위장병, 식욕부진, 감기, 생선 비린내 제거에 좋습니다.

비타민 A의 보고 당근
−면역력 높여 암 · 간장질환 예방 · 치료에 도움−

홍당무라고 하는 당근에 다량 함유된 비타민 A 전구물질인 베타 카로틴(붉고 노란 색소)은 면역력을 증가시키는 효과가 있어 암이나 궤양, 간장질환의 예방 치료에 도움이 됩니다.

당근은 피부를 좋게 하고 식욕을 왕성하게 하며 눈의 피로나 시력을 좋게 하고 야맹증 치료에 도움을 줍니다. 또 소화불량과 변비 치료에도 도움을 줍니다.

특히 피를 보하는 보혈작용과 피를 만드는 조혈작용을 하기도 합니다.

녹즙을 당근만 짜실 때에는 껍질 부분에 영양소가 많기 때문에 깨끗이 씻어 껍질째 쓰는 것이 좋습니다.

☞주의

다른 식품과 섞을 때에는 껍질에 있는 비타민 C 파괴 효소(아스코르비나제)의 작용을 억제시키기 위해 과일식초 몇 방울을 탄 물에 잠시 담근 다음 다시 흐르는 물에 씻은 후 녹즙을 내면 좋습니다.

☞효능

간장질환, 암, 위 · 십이지장궤양, 야맹증, 시력감퇴, 빈혈, 소화불량 등의 치료 예방에 도움을 줍니다.

☞중요

야채 · 과일 등에 함유된 베타카로틴은 면역력 증가뿐만 아니라 상피세포 강화 효과가 있어 상처나 궤양 등 손상된 환부의 회복과정에 매우 효과적입니다.
하지만 베타카로틴은 약이나 건강식품 등으로 과량 복용은 절대금물입니다.
잊지마십시오.

가장 오래된 간장약 성분 함유 **민들레**

−간세포 재생 돕고 해독효과 뛰어나−

주성분인 '실리마린'은 가장 오래된 간장약이라 해도 과언이 아닐 정도로 오래 전부터 사용해온 대표적인 간장약 성분입니다.

옛날에 간장약으로 유명했던 '레가론' 성분이 이 실리마린입니다.

민들레에 들어있는 칼륨의 이뇨작용 때문에 부종이나 복수에 효과가 있고, 마그네슘의 위산 중화작용 때문에 위장병에도 도움을 줍니다.

한방에서는 민들레를 꽃이 피기 전에 따서 건조시킨 것을 '포공영'이라 하는데 간세포 재생과 해독작용, 소염작용, 이뇨작용, 이담작용 등의 여러 중요한 작용을 해서 예부터 중요한 한약재로 사용해 오고 있습니다.

그리고 유방염, 유방암에도 효과가 있어 많이 사용하고 있습니다.

민들레는 이른 봄에 꽃이 피는 들풀입니다. 흰 꽃 민들레와 노란 꽃 민들레가 있는데 잎, 줄기, 뿌리 등 모든 부위를 사용합니다.

뿌리째 캐서 녹즙으로 사용하기도 하고, 그늘에 말려 달여 먹기도 합니다.

☞**주의**

뜯었을 때 흰 유액이 나오는데 독성은 없으나 맛이 쓰므로 처음 사용할 때는 찬
물에 담가서 쓴맛을 우려낸 다음 사용하면 좋습니다. 민들레에는 찬 성질이 있
습니다.

☞**효능**

해독작용, 소염작용, 이뇨작용, 이담작용이 있어 간장병, 담낭염, 변
비, 위장병, 늑막염, 기관지염(천식·기침), 유방질환, 신경통, 타박상
등의 치료 예방에 도움을 줍니다.

영양 풍부한 우수 식품 케일

-항궤양 성분 있어 소화기 암 치료에 도움-

양배추과의 원종인 케일은 비타민, 미네랄, 단백질 등이 풍부한 식품입니다.

항궤양 성분인 비타민 U의 위장 점막세포 재생 작용으로 위·십이지장궤양에 탁월한 효과가 있고, 위암 등의 소화기암 치료와 예방에도 도움을 주는 매우 우수한 식품으로 알려져 있습니다.

또한 섬유질과 효소가 풍부하여 장내 독성 노폐물을 제거하고, 변비 치료에도 도움을 줍니다.

특히 케일에는 비타민 A가 양배추보다 약 100배 정도 많이 들어 있으므로 눈의 피로회복에도 도움을 줍니다.

케일에 함유된 칼슘은 뼈를 튼튼하게 하고, 철분은 환자들에게 오기 쉬운 빈혈에도 매우 좋습니다.

☞주의

설사 시에는 잠시 사용하지 마십시오.

☞효능

해독작용, 항궤양작용, 요산 제거작용, 조혈작용 등이 있고 간장질환, 눈 피로, 호흡기질환, 위·십이지장궤양, 고혈압, 변비, 소화기 암 등의 치료 예방에 도움을 줍니다.

봄을 알리는 전령사 냉이

−간경변증에 냉이 된장국은 최고 식품−

나생이, 나상구, 나시라고도 합니다. 한방에서는 말려서 약재로 쓰는 데 제채라고도 합니다. 들풀로 길가, 들판에서 자라는데 뿌리째로 전체를 사용합니다.

이러한 냉이의 가장 큰 약효는 비장과 위를 강하게 하고 특히 간장병에 좋습니다.

또 다량 함유된 칼륨 때문에 이뇨효과가 좋습니다. 지혈작용이 있어 식도정맥류 파열의 예방, 치료에 도움을 줍니다.

그리고 소화액 분비를 촉진하여 내장의 연동운동을 도와 소화 흡수를 잘하게 합니다.

간경변증일 때 겨울과 봄철에 냉이를 넣은 극히 싱거운 된장국은 별미입니다.

☞**주의**

거의 없습니다.

☞**효능**

지혈작용, 이뇨작용이 있으며 간장질환, 위장질환, 부종, 고혈압, 당뇨병, 코피, 토혈 등의 치료 예방에 도움을 줍니다.

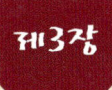

제3장

간경화·암 회복 돕는
'먹고, 웃고, **싸고**'
건강법

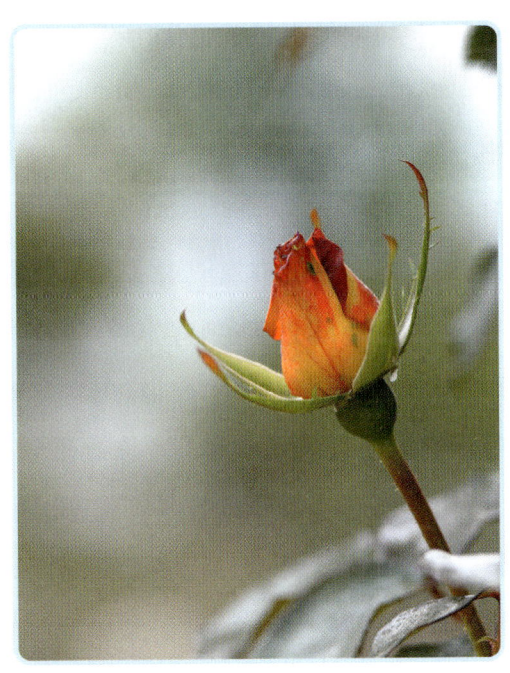

암 · 간경화 치료 1원칙
–우선 3번 싸고 보자–

사람이 살아가는 기본중에 기본은 "먹고 자고 싸고"입니다. 그런데 하루 이틀만 먹지 않아도, 하루 밤만 못자도 심각성을 느끼면서도 웬일인지 3~4일 때로는 1주일이나 열흘, 심지어는 15일 동안이나 대변을 보지 못해도 음식을 잘 먹지 못했다는 등의 이런저런 이유로 방치하는 경우를 많이 봅니다. 얼마나 안타깝고 어리석은 일입니까?

'3번 싸고'는 암과 간경변증 회복을 위한 기본이자 시작입니다. 혈액은 우리 인체에 필요한 산소와 영양분, 호르몬 등의 생필품들을 우리 몸의 구석구석까지 운반해주고, 인체에 이상이 생겼을 때 얼른 가서 수리해주는 수리공 역할도 합니다.

그런데 어떤 원인으로 이 중요한 혈액이 탁해지고, 오염되면 각종 만성병이 오게 됩니다.

혈액이 깨끗하지 못한 가장 큰 원인은 주로 ▶나쁜 음식과 ▶스트레스와 ▶대장 오염 등 크게 3가지입니다.

즉 '잘못 먹고, 화내고, 잘못 싸고'로 인해 '독'이 생성됩니다.

때문에 여러분이 알고 계시는 대부분의 성인병들도 주로 이 3가지 원인으로 발생하므로 치료방법도 이 3가지를 해결해주면 회복하는 데 큰 도움이 될 것입니다. 물론, 암이나 간경변증도 마찬가지입니다.

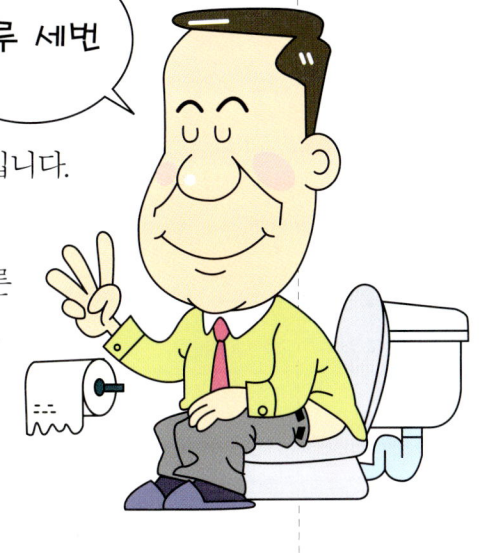

하루 세번

병과 싸우는 야전사령관은 간장입니다. 다른 병도 마찬가지지만 특히 암이나 간장병을 관리하려면 간에 뭔가 좋은 것을 많이 하는 것보다는 해로운 것을 조금이라도 하지 않는 것이 더욱 중요합니다.

즉, 간을 힘들게 하지 말아야 합니다.

> "잘 먹고, 잘 웃고, 잘 싸고"를 잘 해야 합니다.
> 그리고 "잘 쉬고, 잘 자고"를 잘 해야 합니다.

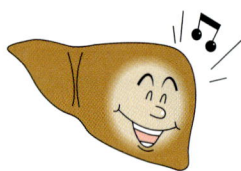

잘못 먹고, 화 내고,
잘못 싸고를 하면…

☞ **대안**

암이나 간경변증일 때
동물성·식물성 단백질
의 과량 섭취는 바람직
하지 않습니다.
그리고 대변은 1일 3회
이상으로 조절하십시
오.

[잘못 먹을 때…]

피로하고 지친 간이 해독하느라 죽도록 일을 많이 해야 하는 음식이나 약재들을 삼가십시오.

- 고당분 음식(설탕 등)
- 짠 것, 매운 것 등의 자극성 음식
- 동물성·식물성 단백질의 과량 섭취
- 인스턴트식품
- 정체불명의 약재들 등

[화내고 잘못 싸고를 했을 때…]

> 대장에서 인체에 치명적인 독성 노폐물들이 생성됩니다.
> 주요 원인은 스트레스와 나쁜 음식입니다.

스트레스로 인하여 음식물의 소화흡수에 관여하는 위장관의 각종 소화효소 및 위산, 특히 췌장효소와 담즙의 분비가 장애를 받으면 음식물 중 소장에서 흡수되는 양은 적어지고 자연히 대장으로 넘어가는 음식쓰레기(미소화물) 양은 많아집니다.

여기서, 특히 대장으로 넘어가는 음식쓰레기(미소화물)들이 동물성 단백질일 경우는 더더욱 나쁜 독성 노폐물들이 생성됩니다.

설상가상으로, 스트레스로 인해 장의 연동운동 및 점액 분비 기능이 나빠지면 미소화물들이 대장을 통과하는 시간이 더욱 길어집니다.

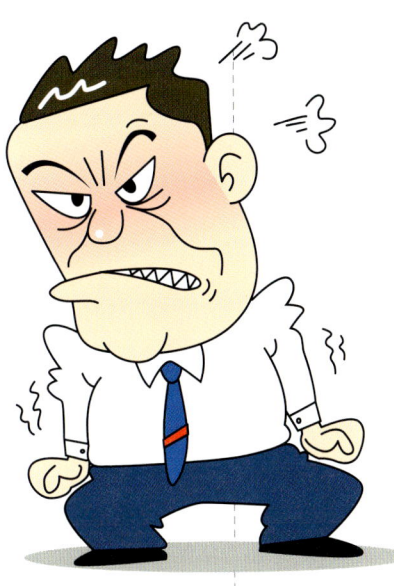

결국 많아진 미소화물의 대장 통과시간이 길어지면 악성 병원균들은 늘어나고, 38℃나 되는 대장의 삼복더위와 궁합이 잘 맞아 대장은 악취가 지독히 나는 여름철 재래식 변소가 되어버립니다.

그 결과 대장에서 독성 가스들이 발생되는데, 이 가스들은 대장 벽을 통해 혈액으로 직접 흡수되어 문맥 혈액을 타고 간으로 들어가면 간장을 몹시 괴롭히게 됩니다. 그리고 간장에서 미처 해독되지 못한 독성가스들은 다시 혈액이나 림프액에 섞여 면역계를 비롯해 우리 몸 곳곳의 장기들을 또다시 괴롭히게 됩니다.

직장을 제외한 대장 대부분은 다른 장기에 비해 신경이 적게 분포되어 있기 때문에 악화되어 통증을 느끼기 전에는 그 심각성을 깨닫기가 힘이 듭니다.

주로 변비와 설사가 반복되고, 배에 가스가 차서 더부룩하면서 소화불량과 복통, 치질, 두중과 두통, 그리고 현기증, 구역질, 대장염, 대장암(직장암 포함) 등의 대장 내 숙변이나 배설장애에서

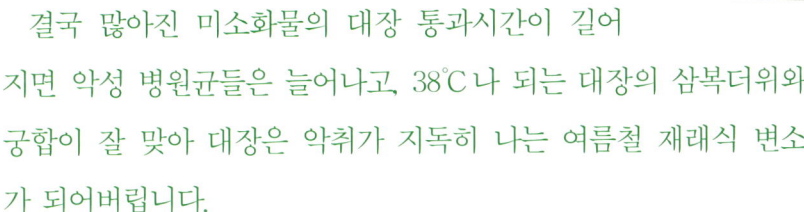

☞중요

이 독성 가스들은 암모니아 가스를 비롯하여 주로 인돌, 스카톨, 황화수소, 이산화탄소 등의 가스들인데 우리들이 생각하는 수천 배 이상 더 해로운 독가스들입니다.

나타나는 증세나 질환들은 이루 다 말할 수가 없을 정도입니다.

그리고 더욱 답답한 것은 이런 증세들이 간성혼수, 신경통, 관절염, 불면증, 위장병, 심장병, 혈액순환장애 등 엉뚱한 장기의 증상으로 나타나는 경우에는 몹시 혼동되어 그 원인조차 감을 잡기 힘들다는 것입니다.

대부분 몸이 아프면 무엇을 먹으면 좋아질까 하는 '먹고'만 생각하지, 어떻게 대장을 깨끗하게 할까 하는 '싸고'는 생각하지 않습니다.

특히 암이나 간경변증일 경우에는 '싸고'가 잘 안 되면 회복은 더욱 힘들어지거나 거의 불가능해집니다.

암, 간경변증! 우선 3번 싸고 봅시다.

우리들은 때로는 제법 심각하게, 때로는 무의식적으로 하루에도 수없이 계속 무언가를 먹고 마시면서, 그것이 마치 삶의 진리인 양 살고 있습니다.

그런데 그 먹는 것이 입 속에서 목구멍으로 넘어가는 순간 나머지는 마치 누군가가 해결해 줄 것인 양 잊어버립니다.

여러분! 암이나 간장병을 비롯해 어떤 병을 관리하든 건강하게 살려면 이제부터는 '먹고'보다는 '싸고'를 생각하셔야 합니다. 이것은 상식이자 불멸의 진리입니다.

"어, 친구! 얼굴이 좋아졌네! 무엇을 먹고?…"

"간장병이 좋아지셨다구요. 무엇을 먹고? …"

이제부터는 이렇게 인사합시다.

"어, 친구 건강이 좋아 보이네. 얼마나 싸지?… 딱딱하게 싸,

부드럽게 싸, 하루에 몇 번이나 싸지? 뭐? 세 번씩 싼다고? 부럽네. 나는 두 번밖에 못 싸는데…."

아름답지 못한 이야기이지만 이해를 돕기 위해 말씀드리겠습니다.

필자의 고향에는 늘 동네 친구들과 놀던 큰 정미소 뒷마당이 있었습니다. 농사를 많이 지으면서 큰 정미소를 운영하는 부잣집이었는데, 넓은 마당 입구에 재래식 공동변소가 있었습니다.

그 당시에는 분뇨차가 없던 시절이라 변소를 청소할 때는 긴 작대기 끝에 바가지 같은 것을 달아서 퍼 올렸습니다. 그런데 그 변소는 워낙 깊고 커서 마지막에는 사람이 속으로 들어가서 퍼올리는 것이었습니다. 이 일은 변소 아래의 지독한 독가스로 인해 사람이 질식하기 때문에 여름철에는 하지 못했습니다.

우리 대장 속의 환경은 삼복더위인 무더위 속의 여름철 재래식 변소 아래의 환경과 비슷합니다.

38℃나 되는 뜨뜻한 대장 속에서 음식 찌꺼기가 악성 병원균 등의 유해균에 의해 부패되어 독성가스들이 발생되는데 주로 암모니아를 비롯한 질소성 독성 가스들입니다.

이 해로운 가스의 독성은 여러분이 상상하는 수천 배 이상의 핵폭탄 같은 위력으로 간세포를 파괴시키고, 이루 다 말할 수 없을 정도로 전신에 악영향을 미쳐 결국에는 뇌까지 침입하여 간성혼수에 이르게 합니다.

대안

암이나 간경변증일 경우에는
-녹즙
-옥수수차
-커피 관장
-뇨관장
-락툴로오즈 시럽
등을 이용하여 상황에 따라 대변 횟수를 1일 3~5회 정도로 조절하십시오.

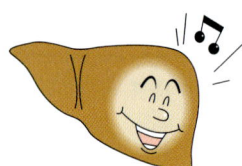

락툴로오즈 시럽 (Lactulose)
–쾌변을 보게 하는 약–

왕대안 ⇒ 간의 해독작용 중에서 중요한 것이 인체에 치명적인 암모니아 분해입니다.

그런데 인체 내에서 생성된 암모니아는 크게 두 종류입니다.
첫째, 대장 속의 악성 세균 등에 의해 생성된 암모니아와
둘째, 간장과 근육 등에서 단백질을 분해하는 과정에서 생긴 암모니아입니다.

락툴로오즈는 이 두 종류의 암모니아 중 – 대장 속의 악성 세균 등에 의한 암모니아를 생성하지 않도록 하는 약입니다. 즉, '싸고'를 효과적으로 해결해주는 약입니다.

암모니아 해독에서 설명한 바와 같이 음식 중에 들어 있는 단백질은 췌장의 소화효소인 트립신에 의해서 아미노산으로 분해되어 일부 흡수되는데, 나머지는 배설하는 과정에서 대장을 통과하게 됩니다.

▶ 이 배설 과정에 있는 단백질이,

▶ 찌는 듯한 삼복더위인 대장의 38℃ 온도와,

▶ 대장균을 비롯한 각종 세균, 바이러스 등과 만나면 몇 시간

☞참조

락툴로오즈는 체내로 흡수되지 않습니다. 락툴로오즈 시럽은 전문 의약품이므로 의사의 처방전에 의해 약국에서 구입할 수 있습니다.

이 되지 않아 대장은 지독한 악취가 나는 독가스를 뿜어내는 재래식 변소가 되어버립니다.

이 독가스는 주로 암모니아 가스를 비롯한 인돌, 스카톨, 메탄가스, 황화수소, 이산화탄소 등의 유독가스들인데 이 독성 가스들은 소량으로도 인체에 큰 피해를 줄 수 있는 맹독성 가스들입니다.

이 가스들은 대장 벽을 통해 혈액으로 직접 흡수되어, 간으로 들어가 간세포를 파괴하는 등 간을 몹시 괴롭히고, 혈액을 오염시키고, 혈액을 타고 온몸을 휘젓고 다니면서 온갖 해로운 짓만 골라서 하는 매우 나쁜 놈입니다.

이 나쁜 무법자는 배가 더부룩하고, 가스가 차고, 소화불량과 복통, 대장암, 대장염, 치질, 두중과 두통, 현기증, 신경질, 구역질, 간성혼수 등 이루 헤아릴 수 없는 수많은 병과 증세들을 만들어 냅니다.

이 나쁜 무법자를 해결해 주는 것이 '락툴로오즈 시럽' 입니다. 이 락툴로오즈는 장내 유산균에 의해 분해되어 대장 내 pH를 산성으로 변화시킵니다. 그 결과 다음과 같은 작용을 합니다.

① 독성물질 생성 감소

유익 균인 유산균을 증식시켜 장내 유해 세균의 번식과 작용을 억제하여, 암모니아 등의 독성물질 생성을 불가능하게 하는 대장의 환경을 만들어 줍니다.

☞ **주의**

락툴로오즈 시럽을 처음 복용할 경우 설사가 생길 수 있으므로 처음에는 소량씩 점차적으로 늘려 복용하십시오. 간성혼수(간성뇌증)의 조짐이 있으면 락툴로오즈를 이용하여 대변 횟수를 4~5회 이상으로 늘려야 합니다.

② 독성물질 흡수 감소

대장 내에 있는 암모니아를 체내로 흡수되지 않게 암모늄이온으로 바꾸어 체외로 배출시킵니다.

③ 쾌변

삼투압을 증가시켜 대장 내 수분 함유량을 올려서 연동운동을 촉진시켜 부드러운 대변을 보게 합니다.

따라서 암이나 간경변증 환자들은 이 약을 잘 활용하여 대변을 상황에 따라 1일 3회 이상으로 조절하고 힘을 주지 않을 정도로 무르고 부드러운 쾌변을 누도록 해서 대장에 있는 찌꺼기들이 오래 머물러 있지 않도록 해야 합니다.

'3번 싸고'는 암이나 간경변증 회복의 기본이자 시작입니다.

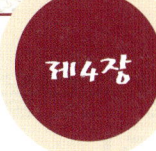

제4장

간경화 · 암 회복 돕는
생활지침 42가지

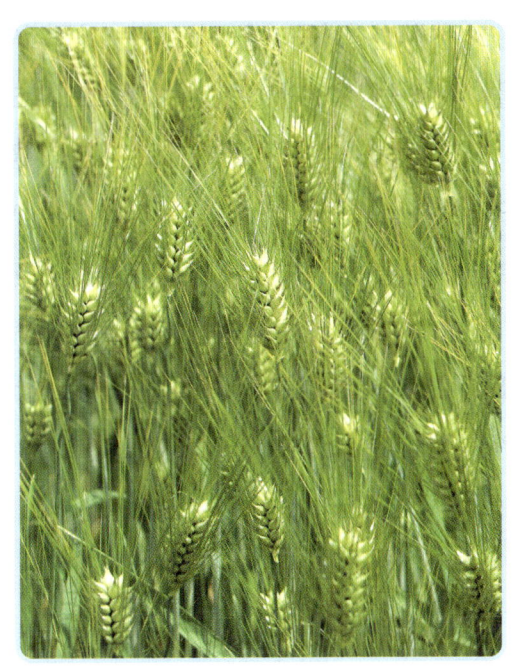

간경화 · 암 진단을 받았을 때…
행동지침

2004년 현재 우리나라에는 암 환자를 위한 암 치료 전문병원, 요양원, 그리고 암 환자에게 많은 정보를 제공하면서 봉사하는 시민단체 등이 있습니다.

그런데 간경화증만을 치료하는 전문적인 치료기관이나 정보 등을 지원하는 시민단체는 없는 것으로 알고 있습니다.

간경화증은 암과 마찬가지로 대부분 최초 간경화증 진단을 받으면 우왕좌왕하면서 많은 돈과 시간을 낭비하게 되고, 정체불명의 약재들을 복용하면서 병은 더욱 진행되는 경우가 많습니다.

안타깝게도 간경화증은 간암으로 진행될 가능성이 대단히 높고, 또한 그 간암은 다른 암과 마찬가지로 담관, 담낭, 폐, 부신, 췌장, 위 등의 다른 장기로 전이되기도 합니다.

그렇기 때문에 간경화증은 암 치료에 준하는 정신적 · 육체적 안정을 해야 하고, 초기 단계에서의 적극적이고 현명한 관리가 대단히 중요합니다.

그래서 여기 중요한 몇 가지 관리요령과 지침을 적어 보았습니다.

[간경화증 · 암 환자의 현명한 관리요령]

① 내 소중한 생명을 함부로 다른 사람에게 맡기지 마십시오.

양방치료, 한방치료, 대체의학적인 치료, 그리고 복합치료 등에서 신중하게 최선의 치료방법을 선택하십시오. 이 선택은 가능하면 환자 가족 모두가 찬성하도록 하십시오.

결정하기 전에 그 치료에 대해 가능한 한 많은 정보를 접하십시오. 예를 들어 그 방법으로 간경화증을 소수라도 좋으니 호전 또는 회복시킨 사례가 있는지, 혹시 없다면 그 방법으로 간경화증이 호전 또는 회복될 가능성은 있는지 등등.

훗날 적절하지 못한 치료를 받았다든가, 초기인 그때에 적극적인 치료를 했어야 했는데 하면서 '엉터리', '사기꾼' 하며 욕설을 한다해서 무슨 소용이 있겠습니까?

나중에 후회하는 것보다 신중하게 선택하는 지금, 당신의 노력을 아끼지 마십시오. 신중한 선택을 위해 쓰는 당신의 어떠한 노력도, 시간도 헛된 것은 아닙니다.

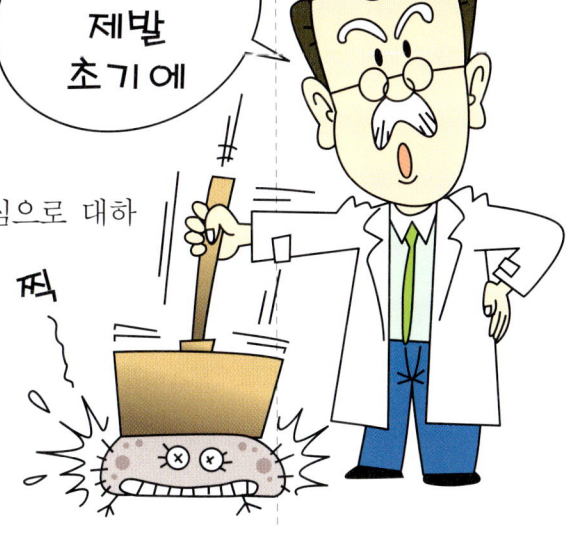

간경화는
제발
초기에

그리고 선택하셨으면 강한 믿음과 큰 존경심으로 대하십시오. 이 믿음과 존경심은 치료 결과에 결정적인 큰 영향을 미친다는 것을 꼭 명심하십시오.

어려운 일이지만 가능하다면 선택하신 곳에서 회복되신 분들의 이름, 치료 시기, 주소, 전화번호를 적고, 치료 당시의 상황을 자세히 경청하십시오.

왜냐하면 강한 믿음은 치료에 결정적인 영향을 미치므로 대단히 중요하다고 할 수 있습니다.

그런데 그 믿음을 키우는 최고의 방법은 회복된 사람을 직접 보고, 듣고, 그리고 느끼는 것입니다. 그래서 가능한 한 회복되신 많은 분들을 만나서 많은 대화를 나누십시오. 그 분들에게는 다른 곳에서 배울 수 없는 여러 가지 노하우가 있습니다. 여기서 주의할 것은 정체불명의 약이나 건강식품, 약초 등은 절대 금물이고, 회복된 많은 사람들의 공통점을 찾으십시오.

② 어떤 치료방법을 선택하시더라도 치료 경과는 현대 의학적인 검사 방법으로 확인하십시오.

검사는 한 병원에서만 하지 말고, 설명을 친절하게 하는 의사 선생님이 계시는 한 군데 병원을 더 지정해 놓고 검사 결과를 비교하는 것이 좋습니다. 또 진행과정을 전문의와 충분히 상담을 하십시오.

그리고 보호자에게는 왜 그 검사를 해야 하는지를 알도록 하고, 노트를 준비하여 정기적으로 검사 결과를 구체적으로 기록하고 진행과정을 비교, 검토하십시오.

간경화증일 경우에 혈액 검사 시 "정상입니다."라는 말만 듣지 마시고, 무엇이 얼마이어서 정상인지를 알아야 합니다.

한 예로 알부민 값은 대략 3.5~4.5%가 정상값이므로 3.5도 정상이고 4.5도 정상입니다.

그런데 상한선 4.5에서는 0.5값이 떨어져도 복수 등의 위험은 없으나, 하한선 3.5에서는 0.5값이 떨어지면 복수 등의 위험이 있을 수 있습니다. 그렇기 때문에 만약 알부민 값이 3.5g/dl로 정상값이라면 실제로 간 기능이 정상으로 좋은 것은 아닙니다.

또 한 예로 초음파 검사 시 "좋아졌습니다.", 혹은 "나빠졌습니다.", "그대로입니다." 이렇게만 알지 마시고 보다 구체적으로 알아야 합니다.

전문의의 구체적인 설명을 들으십시오. 구체적으로 무엇이 어떻게, 얼마나 어떻게 되었는지를 알아야 합니다. 예를 들어 문맥 크기, 비장 크기, 간 크기, 간 모양, 간 표면의 거친 정도, 지방 침착 여부와 그 정도, 담낭은 부어 있는가? 간장 내부에 비정상적인 것들은 없는가? 그 외 간장 주위 환경은 어떠한가? 등등을 꼼꼼히 잘 살펴보아야 합니다.

특히 간암으로의 진행 조짐은 없는가를 꼭 확인하십시오. 그리고 2~3개월 전의 초음파 사진과 비교하십시오.

초기 간경화증일 경우에 어떤 방법으로 약 4~5개월 정도 경과했는데, 초음파와 혈액검사상으로 호전되지 않으면 다른 방법을 선택하도록 하십시오. 물론 필자의 바보요법도 마찬가지입니다.

③ 치료비가 너무 과한 것은 장기간의 치료 기간이 소요될 수 있는 간경화증 환자에게는 부담이 될 수 있습니다.

④ 머리에서 발끝까지의 자각 증상과 초음파 검사, 간기능 검사 등의 결과 20~30가지를 기록하셨다가 조금이라도 호전된 것이 있으면

주치의와 가족과 같이 과장해서 기뻐하십시오.

⑤ 환자나 보호자는 치료에 대해서는 매우 이기적이 되십시오.

치료에 도움이 되는 일만 골라서 하십시오. 치료에 방해되는 일은 절대로 조금도 하지 마십시오.

부자는 부자가 되기 위해서는 철저하게 모든 것을 부자되는 일만 골라서 한다는 것을 기억하십시오.

가족, 친척, 친구 등 주위의 슬픈 일, 괴로운 일, 기분 나쁜 일들을 절대로 절대로 환자에게 알리지 마십시오.

⑥ 적절한 대안을 주지 않으면서 다른 분야의 치료를 폄하시키거나 반대하는 치료자는 경계하셔야 합니다.

⑦ 자신이 선택한 치료법에 대해서 반드시 예상되는 부작용 등의 부정적인 면에 대해서도 충분한 설명을 요구하시고, 보호자는 기록하십시오.

암 · 간경화증 환자가
꼭 알고 있어야 할 것들

① 나는 이 세상에서 가장 소중한 사람이라는 것을 깨달으십시오.

나는 있어도 그만, 없어도 그만인 사람이 아니라는 것을 깨달으십시오. 우리 자신들은 너무 소중하고 위대하기까지 한 신비한 생명체, 즉 신비체입니다.

그 신비체에는 병을 낫게 할 수 있는 신께서 주신 신비한 힘(몸 안의 약)이 있다는 것을 꼭꼭 믿으십시오.

신께서는 분명히 당신을 살아도 그만, 죽어도 그만인 그런 존재로 창조하시지 않으셨습니다.

내가 꼭 살아야 할 필요를 마음깊이 느끼십시오.

나는 반드시 살아야 하고, 당연히 나아야 하고, 이 세상 어떤 보물과도 바꿀 수 없는 너무나 소중하고 엄청나게 귀한 신비체인 것을 깨달으십시오.

온 세상 사람들이 나를 존경하고, 사랑하고, 나를 위해 기도하고 있고, 내가 없으면 이 나라, 이 세상이 큰일난다고 생각하십시오.

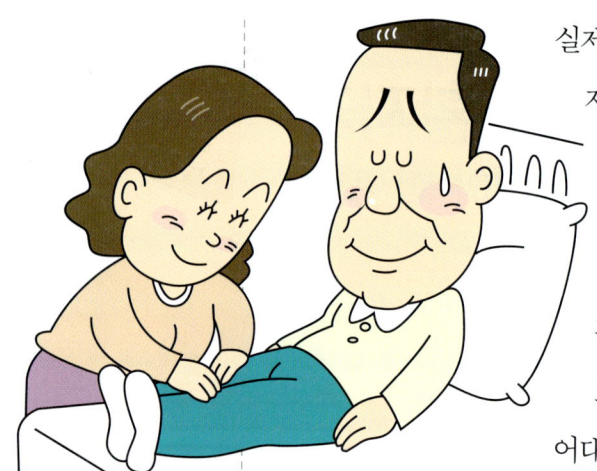

실제로 이 세상 모든 사람들은 이런 귀한 존재들이므로 이런 생각을 가지고 살아야 합니다. 만일 우리 모두가 이런 생각을 하고 산다면 연기로 가득 찬 흡연실에서 마치 죄인인 것처럼 앉아 담배연기를 뿜어대지는 않을 것입니다.

그리고 마치 술하고 원수인 양 마구 부어대는 어리석은 일은 하지 않을 것입니다.

나는 꼭 나아서 가족과 같이 행복하게 살아야 할 매우 매우 소중한 사람입니다.

※병든 어머님을 위해 부처님께 삼천배 인사 하는 것보다는 어머님의 팔·다리를 삼천 번 주물러 주는 것이 더 좋다는 어느 스님의 말씀이 생각납니다.

② 가족은 환자에게 '사랑'만큼 좋은 명약은 없다는 것을 명심해야 합니다.

팔 다리를 주물러 주고 만져주는 것은 가족이 환자에게 줄 수 있는 최고의 명약이라는 것을 꼭 기억하십시오. 특히 발 마사지는 환자의 기분을 좋게 해주고, 회복에 큰 도움이 될 것입니다.

③ 환자와 가족은 늘 위트와 유머로 항상 웃음소리와 함께 하는 것을 생활화 하십시오.

웃음 또한 최고의 명약이라는 것은 다 아실 것입니다.

④ 간경화증에 대한 잘못된 선입견을 버리십시오. 부정적인 상식을 버리십시오.

자기 자신이 알고 있는 부정적인 상식은 버려야 합니다. 간경화는 불치다. 간경화는 정상으로 절대 회복되지 않는다. 간경화는 황달이 오고, 복수가 차서 결국 죽고 만다….

이런 부정적인 상식으로는 치료의 시작조차 의미가 없습니다. 치료를 시작하더라도 과정이 괴롭고, 힘이 듭니다. 결국 치료 효과가 없다고 보아야 합니다.

지나친 두려움은 회복에 도움이 되지 않습니다. 반대로 너무 대수롭지 않게 생각하고, 적극적인 대처를 하지 않는 것 또한 회복에 도움이 되지 않습니다.

⑤ 병은 내가 만들고, 내가 키우고, 내가 낫는다는 것을 명심하십시오.

내가 지금 앓고 있는 암이나 간경화증은 절대로 절대로 하늘의 뜻이 아닙니다. 그리고 신께서는 우리를 낫게 해주시려고 애 쓰신다는 것을 믿으십시오. 즉 하늘의 뜻은 낫는 것입니다. 하늘의 뜻은 가족과 함께 건강하게, 행복하게 사는 것입니다.

⑥ 사랑하는 마음, 감사하는 마음은 명약 중의 명약입니다.

당연한 일에 감사하는 습관을 기르시고, 그 감사함을 몸과 마음으로 최대한 표현하십시오. 예를 들어 부인께서 녹즙을 짜 주시면 진정으로 고맙고 감사하는 마음을 표현하십시오.

"고마워요! 잘 먹을게요! 감사합니다!"

"이번 녹즙은 색깔이 당신처럼 참 예쁘네요!"

"어! 이 녹즙은 왜 이렇게 맛이 좋아요! 고마워! 다 당신 사랑이 녹즙에 녹아서 그럴거야…!"

> 이렇게 고맙고 감사하는 마음을 몸과 마음으로 늘 표현하면 보호자
> 도 기분 좋고 건강해지는 것은 물론이고, 아픈 내가 왕창 건강해진다
> 는 것을 명심 또 명심하십시오.

이렇게 말하면서 또 한 번 크게 "우하하하!" 웃으시고, 행복해 하십시오.

이렇게 하면 머지않아 '간경변증'이란 친구는 "갑자기 그렇게 변할 수가 있느냐?" 하고 굉장히 섭섭해 하면서 여러분의 몸에서 살기가 힘들어 떠날 준비를 할 것입니다.

⑦ 정신적인 수준을 10살 이하로 낮추십시오. 물론 돌 전으로 돌아가면 더욱 좋습니다.

너무 점잖은 것은 치료에 별 도움이 되지 않습니다. 긴장을 푸십시오. 아버지로서, 어머니로서, 한 가족의 가장으로서…권위의식을 버리고 가족과 친구가 되십시오.

⑧ 감기, 식중독 하고는 절대로 절대로 친하게 지내지 마십시오.

대문 근처에도 얼씬거리지 못하게 하십시오.

⑨ 방문객(문병인)이 많으면 절대 손해 보는 일입니다.

특히 설, 추석 명절이나 제사 등으로 사람이 많이 모이면 환자의 마음의 평화는 유지되지 못하고 깨지기가 쉽습니다.

⑩ 환자는 핸드폰 등의 전화를 사용하지 마시고, 환자 방에서는 전

110 간경화·암 나으려면 바보가 되세요!

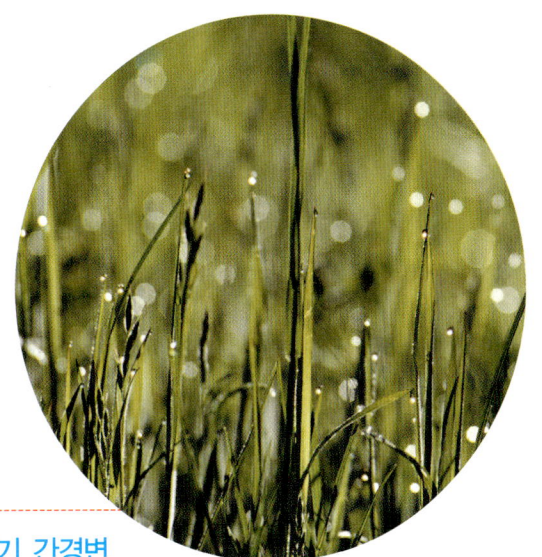

화벨 소리가 들리지 않도록 하십시오.

"누구한테 전화왔어?"

"영희한테서요."

"뭐라고 해?"

"영화보고 저녁 12시에나 들어온대요."

"뭐라고? 12시?"

"왜 그렇게 늦게까지 돌아다니는 거야?"

⑪ 만성 간염이나 초기 간경변증일 때에 말기 간경변증이나 간암, 전이암으로의 진행 가능성에 대해 환자나 보호자에게 큰 경각심을 일깨워 주지 않는 등의 적극적 치료에 임하게 하지 않는 사람하고는 쬐끔만 친하게 지내십시오.

"한 잔 해? 한 잔 정도는 괜찮은 거여…."

이런 사람은 경계하셔야 합니다.

⑫ 암이나 간경화 환자에게 "음식을 가리지 말고, 무엇이든 잘 먹어라."고 말하는 사람하고는 진짜 쬐끔만 친하게 지내십시오.

"어서 먹어! 뭣이든지 잘 먹어야 건강한 거여…."

이런 사람하고 친하게 지내면 필자는 정말 섭섭합니다.

⑬ 화해를 하지 않아 조금이라도 꺼림칙한 사람이 있다면 당장 전화하십시오.

⑭ 스트레스 요인을 과감히 없애십시오.

예를 들어 시어머니와 사는 며느리(환자)가 스트레스를 받을 경우 시어머니와 분가하는 것이 도덕적·윤리적으로 잘못됐다고만 생각하지 마십시오. 환자 본인이나 가족들께서는 '환자의 회복'이 어머니께 효도하는 것이라는 것을 명심하십시오.

⑮ 너무 남을 의식하지 마십시오.

나와 남에게 큰 피해가 되지 않는다면 내 마음대로 사십시오.

물론 남편, 아내, 자식 등의 다른 사람도 자기 마음대로 살도록 배려해야 합니다. 나는 내 맘대로 살고, 다른 사람도 내 맘대로 하는 것은 잘못된 일입니다.

⑯ 외출은 절대 삼가십시오.

물론 여행하는 것은 말도 안 되는 일입니다.

암 · 간경화증 환자가
그날 그날 행동으로 옮겨야 할 것들

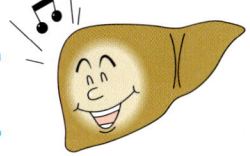

① 내 생각의 파동 에너지는 그 대상에게 강력한 영향을 줍니다.

좋은 생각은 좋은 파동에너지로 방사되어 그 대상을 좋은 모습으로 형상화시킵니다.

반대로 나쁜 생각은 나쁜 파동 에너지로 방사되어 그 대상을 나쁜 모습으로 형상화시킵니다.

내 파동 에너지는 내 주위 사람은 물론 동물이나 식물, 무생물, 그리고 내 자신에게까지 영향을 줍니다.

더욱 놀랍고, 섬뜩하기까지 한 것은 내 가족이나 내 자신까지도 나쁜 파동에너지로 내 몸에 나쁜 영향을 주고 있다는 것입니다.

'간병은 낫기 힘들다던데…'

'간경화는 결국 배에 물이 차 죽는다던데…'

'간경화는 황달, 흑달이 오면 못 산다던데…'

'우리 동네 누구는 피를 토하고, 결국은 죽던데…'

'어머니가 간경화로 돌아가셨으니, 나도 결국은…'

이런 방정맞은 망상들은 나쁜 파동에너지로 방사되어 내 자신의 몸과 마음에 나쁜 영향을 준다는 것을 명심하십시오.

환자 가족이나 환자 자신은 늘 좋은 생각으로 좋은 파동에너지를 만들어 주위는 물론 내 몸과 마음에 자꾸자꾸 보내주어야 합니다.

매일 가능한 한 많은 양의 좋은 파동에너지를 만들어 자꾸자꾸 자신의 몸에 방사하십시오. 하루에도 수십 번, 수백 번씩….

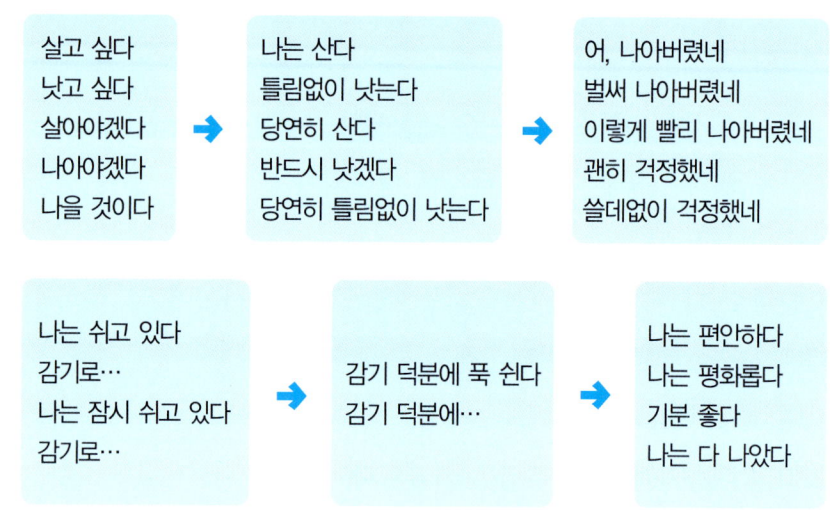

② 우리의 의지와는 상관없이 '좋은 의미'는 우리의 세포(유전자)를 좋게 회복시킨다는 것을 꼭 기억하십시오.

'좋은 의미'를 가진 것들은 '말', '자연', '그림', '사진', '음악', '생각' 등이 있습니다.

예를 들어 황혼녘 가을 들판의 추수하는 모습을 담은 그림이나 사진은 우리의 의지와는 상관없이 괜히 기분이 좋아지고, 고향을 느끼게 합니다.

시원한 여름날 밤에 평상에 누워서 보는 "밤하늘의 반짝이는 별"은 우리의 의지와는 상관없이 괜히 기분이 좋아지고, 동심으로 돌아가게 합니다.

숲이 우거진 산들에 둘러싸인 '산사(절)'의 모습은 우리의 마음을 괜히 안정되고, 편안하게 해줍니다.

할머니, 외갓집, 외할머니, 초가집, 시골집, 시골 마을의 돌담길, 논두렁, 시골 샘, 토담의 호박넝쿨, 마당에 널린 빨간 고추, 지게 진 할아버지, 이런 모습들을 사진이나 그림으로 보아도, 또는 생각만 해도 괜히 포근해지고, 편안해지고, 뭔가 그리워지고, 기분이 좋아집니다.

우리의 마음을 평화롭게 해주고, 기분 좋게 해주고, 편안하게 해주는 말들을 우리 함께 말하고, 적어 봅시다. 그리고 반복해서 말하고, 듣고 하십시오. 그러면 한결 기분이 좋아지고, 나도 모르게 괜히 마음이 평화로워지면서 놀라운 효과가 나타날 것입니다.

정성, 포용, 양보, 엄마, 아빠, 누나, 동생, 사랑해, 미안해, 고마워, 좋아해, 따뜻해, 오케이, 땡큐, 그리워, 즐겁다, 착하다, 맛있다, 시원하다, 기쁘다, 예쁘다, 아름답다, 기분좋다, 여유롭다, 담백하다, 편안하다, 행복하다, 따뜻하다, 따스하다, 느긋하다, 한가하다, 차분하다, 유머가 있다, 재미있다, 깨끗하다, 산뜻하다, 보고싶다, 감사합니다, 고맙습니다, 용서합니다, 반갑습니다, 존경합니다.

참 예쁘다, 정말 아름답다, 네 눈은 참 예쁘다, 당신의 마음은 정말 아름답습니다, 수고 많으셨습니다, 물이 참 맑다, 파란 가을 하늘, 밤하늘의 별, 시원한 바다….

이렇게 괜히 기분이 좋아지는 긍정적인 말을 늘 반복하시고, 생

※마음의 평화가 옵니다.
용서하는 마음, 따뜻한 마음, 착한 마음, 넉넉한 마음, 편안한 마음, 포근한 마음, 고마운 마음, 행복한 마음, 여유로운 마음, 시원한 마음, 유쾌한 기분, 즐거운 마음, 반가운 마음, 달콤한 사랑.

활화, 습관화 시키십시오.

③ "그럴 수도 있다.", "아! 참 좋은 생각입니다."
　이 말을 자주 감정을 넣어 과장해서 말함으로써 긍정적인 사고능력을 길러보십시오. 놀라운 효과가 나타날 것입니다. 모든 것을 긍정적으로 생각하고 말하는 능력을 키우십시오.
　"그래! 그럴 수도 있지, 뭐!"
　"아! 참 좋은 생각입니다.", "아! 참 좋은 의견이네요."

④ 날마다 순간순간마다 생기있고 활력 넘치는 자신의 미래에 대해서 생각하십시오.

　회복되어 활기차게 운동하고, 여행하고, 데이트하고, 식사하고, 일하는 등의 자신의 모습을 구체적으로 차례차례 상상하면서 그 하나하나 좋은 기분을 마음 깊이 뿌듯하게 느끼십시오. 머지 않아 다가올 행복감을 자꾸자꾸 느끼십시오.

⑤ 가능한 한 잠자는 횟수와 시간을 많이 가지십시오.

　필자가 강조한 신께서 주신 '몸 안의 약' 이 가장 잘 나올 때가 "평화스러운 마음으로 잠을 푸~욱 잘 때"입니다.
　내 몸이 아프니깐 건강한 사람보다 좀더 많이 꺼내 쓰는 방법이 저녁에는 물론 낮에도 여러 번 잠을 자는 것입니다.

⑥ 식사는 세 번이 아니고, 조금씩 여러 번 드십시오.

1일 5~8회 정도로 조금씩 여러 번 드시는 것이 좋습니다.

음식과 마음 → 소장 간장 → 피 → 살

암이나 간경화 환자는 이 시스템이 제대로 가동되지 않아서 현재의 상태가 된 것입니다.

환자는 이 시스템이 수리될 때까지는 무리하게 가동하지 마시고 조금씩 조심해서 가동하셔야 하는 것입니다.

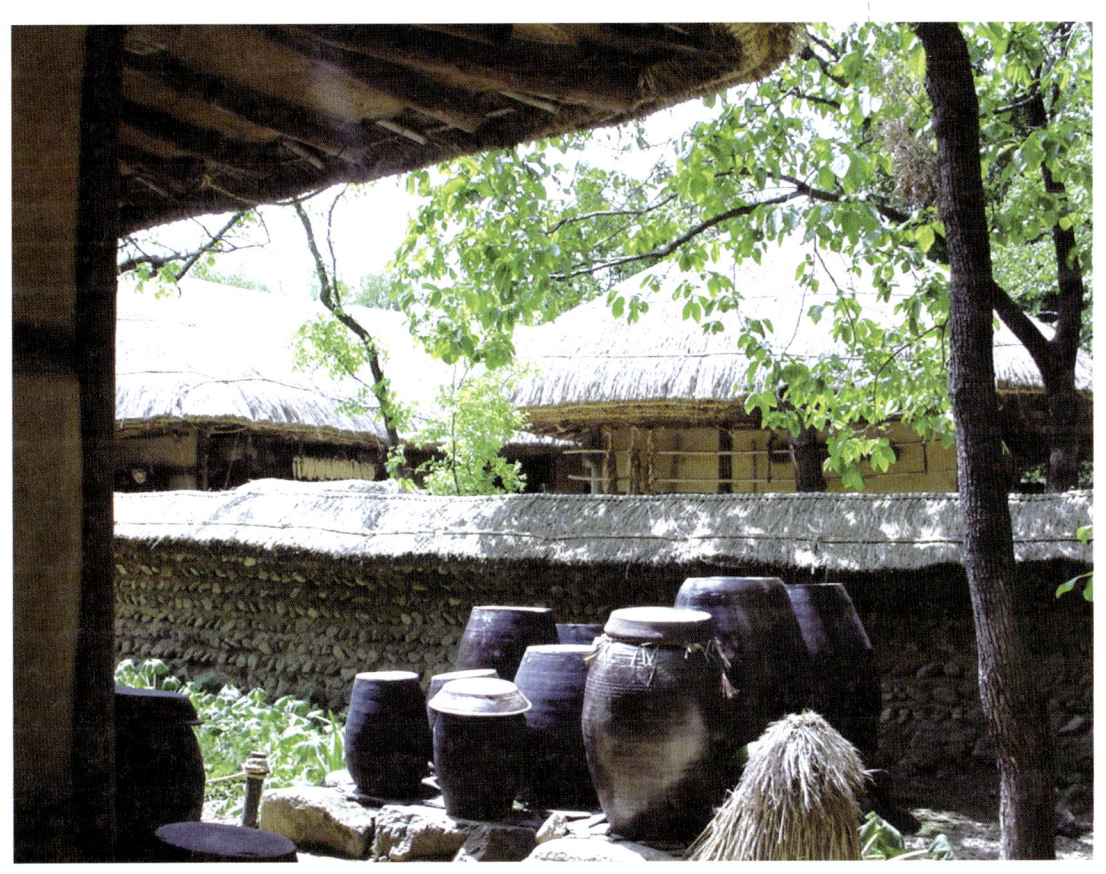

⑦ 몸은 항상 청결하게 유지하십시오.

그리고 특히 식후에는 양치질을 하는 등 입안을 청결하게 유지하십시오.

⑧ 대변은 1일 3회 정도로 조절하시고, 간성혼수의 증세가 있을 때에는 4~5회로 조절하십시오. 쾌변은 매우 중요한 일입니다.

⑨ 늘 콧노래를 부르십시오.

어깨와 고개로 장단을 맞추면서 흥겹게 자주 불러야 합니다.

⑩ 바보 표정 짓기, 바보 걸음 걷기 등의 바보연습을 자주 하십시오.

그리고 바보와 아가들이 흘리는 침을 많이 흘리십시오. 껌을 씹으셔도 좋습니다. 죽, 녹즙 등을 드실 때에도 침과 함께 천천히 드십시오. 흥얼흥얼 흥겹게 콧노래를 부르면서 먹는 시간 자체를 즐기십시오. 바보처럼 행동도 천천히, 말도 천천히, 생각도 천천히 하는 것도 도움이 됩니다.

⑪ 반신욕과 각탕을 하루에 한두 차례 꼭 하십시오.

어느 정도 숙달이 되면 각탕은 냉탕, 온탕을 번갈아 가면서 하시면 좋습니다. 각탕시 물에 겨자 또는 천일염, 고춧가루 등을 섞으면 온열효과가 더욱 좋아집니다.

☞중요
온열요법에는 된장찜질, 비파엽찜질, 소금찜질, 찜팩, 뜸, 반신욕, 각탕, 다리미 사용 등이 있습니다.

⑫ 몸을 따뜻하게 하십시오.

특히 배와 하체를 따뜻하게 유지하십시오. 면 내의, 면 잠옷 바지, 면 츄리닝, 솜 한복 바지, 면양말 등을 이용하십시오.

⑬ 기운이 있으시면 '바보운동'을 하십시오.

1회에 1~2분씩, 때로는 2~3분씩 자신의 체력에 무리가 되지 않도록 하루에 서너 차례 가볍게 하시면 좋습니다.

⑭ 짧은 시간도 좋으니 '명상' 하는 시간을 가지십시오.

⑮ 컴퓨터 앞에 앉지 마십시오.

⑯ 일을 하는 것은 엄청 손해보는 일입니다.

게으른 왕처럼, 황제처럼 사십시오. 가족은 환자에게 집중해 주시고 왕처럼, 황제처럼 살도록 적극 협조해주십시오.

⑰ 옥수수차를 음용하십시오.

옥수수 차를 달일 때에는 반드시 '생수'를 사용하십시오. 다른 질환도 마찬가지지만 특히 암이나 간경화증 회복에는 신장의 기능이 매우 중요합니다.

⑱ 뇨요법을 활용하십시오.

자기 자신의 소변을 먹는 것입니다. 자기 소변을 먹는 것이 거북하신 분은 옥수수차에 극히 소량인 2~3방울도 좋으니 섞어 드십시오.

⑲ 배에 가스가 차 더부룩하신 분이나 설사를 자주 하는 등의 위장에 문제가 있으신 분은 숯가루(챠콜)를 활용하십시오.

※ 여기 소개된 요령과 지침은 꼭 암이나 간경화증하고만 연결 짓지 말고, 그냥 내가 건강하고 행복하게 오래 사는 지름길이라고 생각하시면 좋습니다.

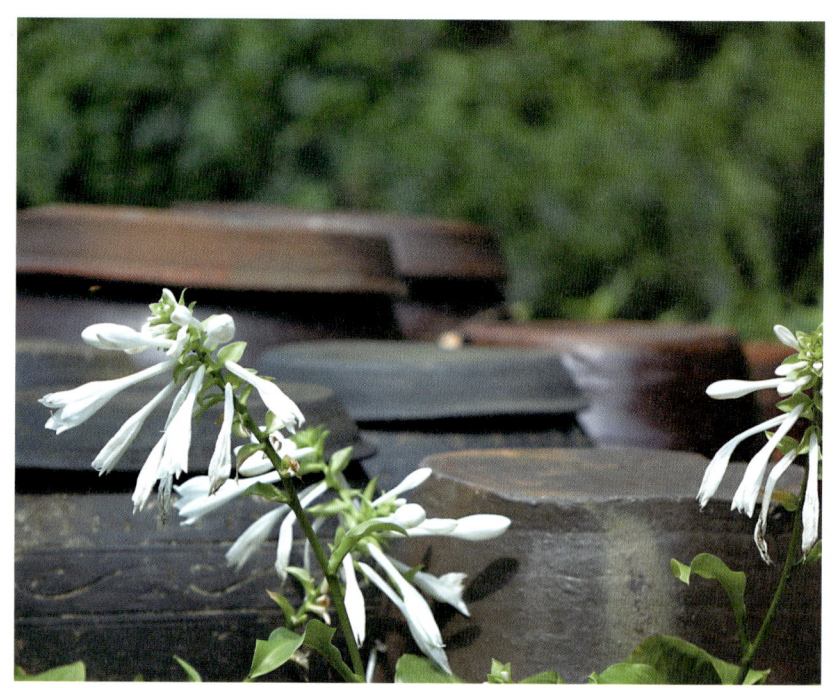

간장에 관한 상식이 아닌 대안을 제시했습니다

그렇지 않아도 복잡하고 괴로운 데 간장에 대한 상식이 무슨 소용이 있겠느냐?

필자도 같은 생각입니다. 그래서 이 책에서는 필자의 쥐꼬리만한 간장에 관한 상식을 말하려고 하는 것이 아닙니다.

간경화를 앓고 있는 사람들의 의식전환을 통해 건강한 몸과 건강한 마음, 건강한 정신으로 '확' 바꾸어 새 삶을 살 수 있도록 하자는 것입니다.

여기서 명심하셔야 할 것은 바보요법을 하자는 것 자체가 세상에서 불가능하다는 것을 하자는 것입니다. 즉 "하늘의 별을 따자."는 것입니다.

바보요법은 적당히 대충 해서는 안 되는 것입니다. 간장의 특성, 원리 등을 잘 이해하고 그에 대한 필자의 대안을 보면 간장병에 대한 지혜와 용기가 생길 것이고, 불안·절망에서 벗어나 투병의지와 회복요령이 생기고 마음의 평화가 올 것입니다.

마음의 평화가 오면 마침내 '간경화'란 불청객은 여러분의 몸에서 떠날 채비를 할 것입니다.

간경화를 도대체 어떻게 해야 회복할 수 있을까?

간장에 대한 설명을 하면서 환자와 보호자가 어떻게 대처해야 하는가에 대해 그때 그때 대안을 제시했습니다.

가능하면 전문적인 용어나 어려운 표현을 피하려고 노력했고, 중요한 것은 끊임없이 계속 반복했습니다.

답답하고 안타까운 가슴에 확실하고 시원한 답을 드리고 싶습니다. 오랜 가뭄 끝에 만난 한 줄기 시원한 소나기처럼….

제5장

신비로운 장기
간의 구조를 알자

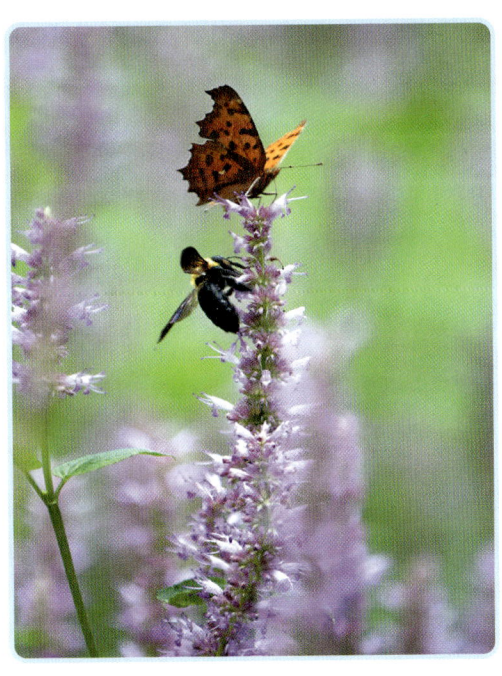

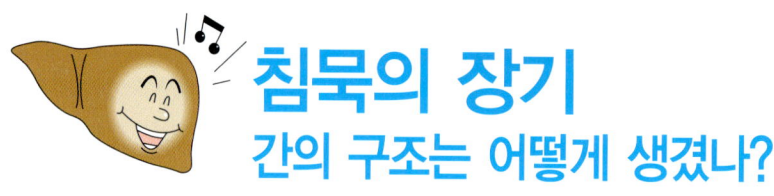

침묵의 장기
간의 구조는 어떻게 생겼나?

☞ 대안

문맥의 원자재 공급라인과 간정맥의 완제품 공급라인, 담관의 노폐물 배설라인을 원활하게 해주는 가장 좋은 방법은 바보가 되어 평화스러운 마음으로 먹고 자고, 먹고 자고를 반복하면서 싱글싱글 웃고 사는 것입니다.

간장으로 들어가는 통로는 간동맥과 문맥이고,

나가는 통로는 간정맥과 담관, 림프관입니다.

간동맥은 간장에 산소가 풍부한 혈액을 공급합니다.

간문맥(문맥)은 원자재 공급 라인입니다.

문맥은 간장 아래의 위, 소장, 췌장, 비장, 대장, 항문 등의 각 소화기계에서 올라온 작은 혈관들이 모여 하나의 큰 혈관을 이룹니다.

이 문맥을 통하여 간장에 소화기로부터 흡수된 영양분과 호르몬, 그리고 산소 등을 공급합니다.

간정맥은 완제품 공급 라인이자, 노폐물 운반 라인입니다.

간에서 만든 생필품들을 간정맥을 통해 심장으로 보내 전신에 공급하고, 간에서 해독시킨 요소 등의 노폐물을 간정맥을 통해 내보내 결국 콩팥에서 소변으로 배설되게 합니다.

담관은 노폐물 배설 라인입니다.

간장에서 해독시킨 대부분 노폐물을 담즙에 섞어 담관을 통해 십이지장으로 배출시켜 대변과 함께 배설시킵니다. 그리고, 이 담

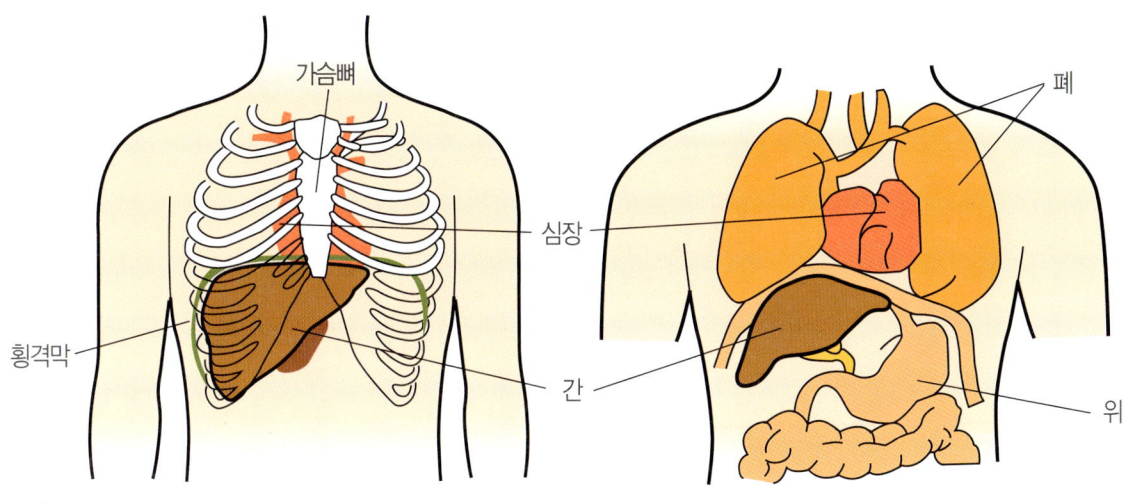

가슴뼈

심장

횡격막

간

폐

위

〈간장의 위치〉

즙으로 지방질의 소화 · 흡수를 돕습니다.

건강한 사람의 간 표면은 부드러우면서도 매끄럽고, 색깔은 어두운 붉은색을 띄고 있습니다.

내부는 혈액이 많이 있는 무르고 부드러운 스펀지 같은 구조를 가진 다혈관성으로 수많은 파이프라인으로 되어 있습니다.

그리고 간장은 약 1500여 종 이상의 효소를 만들며, 현재 알려진 기능만도 약 500여 가지인데, 이 일을 동시에 처리하는 어마어마하게 큰 방대한 화학공장단지입니다. 신비하면서도 침묵을 지키는 오장육부 중 가장 크고 무거운 장기입니다.

간장은 약 3000억 개 정도의 간세포로 되어 있고, 이 간세포 약 50만 개가 모여 간기능의 최소 단위인 간소엽을 이룹니다.

또한 간장은 이 간소엽 약 50만 개로 이루어져 있으며, 이 각각

☞**중요**

간장은 이처럼 엄청나게 큰 화학공장단지이므로 간장에 간경변증 같은 심각한 이상이 왔을 때에는 몇 가지 간장약이나 건강식품 등으로 고쳐지지 않는 것입니다.

☞ 대안

간세포들로 이루어진 약 50만 개의 간소엽은 모두 동일한 기능을 하므로 웬만큼 간세포가 파괴되어도 간은 여력이 있기 때문에 자각증세가 없는 것입니다.
그렇기 때문에 B형·C형 간염 바이러스 보유자나 만성간염, 지방간, 간경변증 등의 간질환 환자는 자각증세가 있든 없든 정기적으로 전문의를 찾아 혈액검사와 초음파 등의 검사를 반드시 해야 합니다.

의 간소엽은 모두 동일한 기능을 하는 것이 다른 조직과의 차이점이기도 합니다.

간은 2개의 대엽(Lobe)으로, 두껍고 큰 우엽과 얇고 작은 좌엽으로 나눕니다. 우엽은 좌엽보다 약 5~6배 정도 크며, 담낭(쓸개주머니)은 우엽 아래에 붙어 있습니다.

간장의 위치는 거의가 복강 내 우측에 있고, 상한은 유두 높이이며, 횡격막 밑에 있어 대부분 우측 갈비뼈가 보호하고 있습니다. 비교적 작은 좌엽은 좌측 갈비뼈까지 이르러 있습니다.

간은 갈비뼈가 보호하고 있어 잘 만져지지 않는데, 배에 숨을 들이마시면 횡격막이 밀어 우측 갈비뼈 아래에서 약간 만져지기도 합니다.

간경변증이나 간암 등으로 간이 심각하게 악화되어 있을 때에는 갈비뼈 아래 부분까지 돌덩이처럼 굳어져, 만져지는 것은 물론 눈으로도 볼 수 있을 정도입니다.

간장의 무게는 성인 체중의 약 1/50인 두 근 반 정도입니다. (약 1.2~1.5kg)

간문맥(문맥)은 어떤 기능을 할까?

　인체의 대부분의 장기는 혈액이 들어가는 동맥과 혈액이 나가는 정맥으로 되어 있습니다. 그런데 간은 특이하게 혈액이 들어가는 혈관이 2개 있습니다. 간 동맥과 간문맥(문맥)입니다.

　간을 통과하는 혈액량은 1일 약 2000 *l* 이며, 1분에 약 1.4 *l* 정도입니다. 심장의 펌프작용으로 전신에 내보내는 혈액량이 1분에 약 4~5 *l* 인 점을 감안한다면 약 1/3이나 되는 엄청난 양입니다.

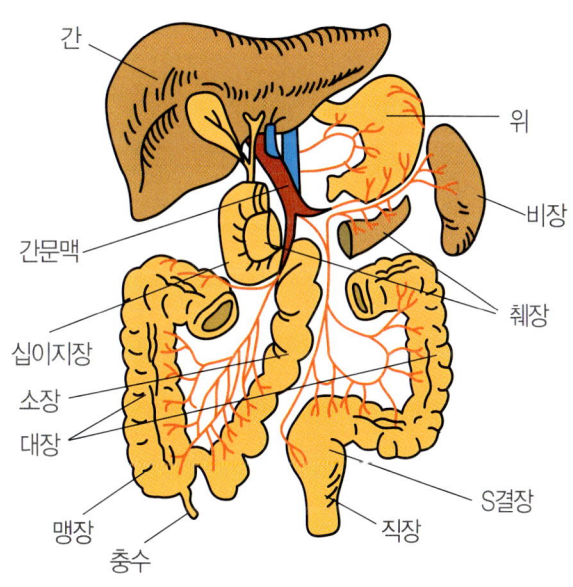

간
위
비장
간문맥
췌장
십이지장
소장
대장
S결장
맹장
직장
충수

〈각종 소화기에서 흘러들어가는 문맥혈〉

　간 동맥은 산소가 풍부한 혈액으로 간에 공급되는 혈액의 약 1/4을 공급하며, 문맥은 산소가 적은 혈액으로 간에 공급되는 혈액의 약 3/4을 공급하는데, 이 문맥혈은 위, 소장, 대장, 췌장, 비장 등으로부터 흡수된 영양분, 호르몬 등과 대장에서 발생된 독성

🖙 대안

문맥혈이 간으로 잘 들어가게 하려면 '먹고 자고, 먹고 자고'를 반복하면서 왕처럼, 황제처럼 살아야 합니다.

☞ **대안**

대장에서 독성 가스들
이 생기지 않게 하려면
락툴로오즈, 녹즙, 커피
관장, 뇨관장 등을 이용
하여 대변을 1일 3회
정도로 조절하십시오.

☞ **대안**

몸을 수평으로 유지하
면서 먹고 자고, 먹고
자고를 반복합니다.

가스들까지 이 문맥을 거쳐 간장으로 흘러 들어갑니다.

다시 말해 우리가 먹는 음식, 물, 약, 술 등 소화 흡수된 대부분의 것들과 췌장에서 분비된 호르몬, 그리고 음식물에 함유된 독성 물질, 식품 첨가물, 농약 잔류 물질 등과 특히 대장에서 발생된 암모니아를 비롯한 독성 가스들까지 모두 문맥혈에 섞여 간으로 흘러 들어갑니다.

간동맥과 문맥을 통해 간으로 들어온 영양분이 풍부한 혈액은 간의 대사작용과 해독작용 등을 거쳐 간정맥을 통해 빠져나가 심장으로 간 뒤 전신으로 흘러가 영양물질 등을 공급합니다.

즉 문맥은 원자재의 공급라인이고, 간정맥은 완제품 공급 라인이자, 노폐물 운반 라인입니다.

인체의 동맥혈은 심장 펌프작용의 영향으로 압력이 높습니다. 그러나 문맥혈은 심장 펌프작용의 영향을 받지 않고, 위장의 연동 운동 등의 영향으로 혈액과 영양분 등이 간장으로 흘러 들어가기 때문에 동맥 혈압의 1/10정도밖에 안 되는 낮은 압력입니다.

문맥은 정맥의 일종이나 압력이 일반 정맥보다 더 낮기 때문에 소화된 영양분 등이 혈액과 함께 문맥을 타고 간으로 들어가기가 쉽지만은 않습니다.

간경변증 · 암 환자는
먹고 자고, 먹고 자고를 반복해야 합니다

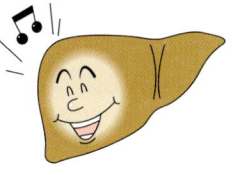

간경변증의 경우에는 간세포 파괴와 섬유화로 간이 굳어 있으 ⇐ 왕대안
므로 본래 압력이 낮은 문맥혈은 더욱더 간으로 들어가기가 힘이
듭니다.

그런데 누워 있을 때보다 앉거나 서 있으면 간문맥 혈류량은 40%까지
감소하며, 서서 운동이나 일을 하면 최고 80% 정도까지 감소한다고 합니
다.

그리고 식사 후에 소화가 진행되는 동안 소화를 돕기 위해 혈
액이 위나 소장으로 쏠리기 때문에 간으로 가는 혈액량이 감소하
게 됩니다.

그러므로 특히 음식물이 소화, 흡수되는 2시간 동안은 누워서
쉬어야 합니다. 문맥 혈류량이 줄어들면 가뜩이나 힘든 간에 중요
한 산소나 영양분 등의 원자재가 부족해져 간은 더욱 힘이 들게
되고, 간세포 재생 등의 회복에 온 힘을 기울이기가 어려워지게
되는 것입니다.

그래서 간경변증일 때는 정신적 · 육체적으로 편히 쉬어야 합니
다.

바보왕이 되어야 합니다. 바보 황제가 되어야 합니다.
먹고 자고, 먹고 자고를 반복하면서 편히 쉬어야 합니다.

　여기서 절대 잊지 말아야 할 일이 있습니다. 필자의 "쉬어야 한다."의 정확한 뜻은 절대 안정, 즉 '평화스러운 마음으로 누워 자는 것'을 뜻합니다.

　소파에 앉아 책을 읽는다거나 TV를 보는 것은 쉬는 것이 아닙니다. 누워 계시면서 "논에 물 대었느냐?", "풀 뽑았느냐?", "농약 쳤느냐?" 등 온갖 집안 간섭을 하는 것도 쉬는 것이 아닙니다.

　"저녁 10시가 다 되는데 영희는 왜 아직도 안 들어오느냐?"

　"여보, 누군데 그렇게 전화를 오래 해?" 하면서 짜증을 내는 것 또한 간장을 쉬게 하는 것이 아니고 몹시 괴롭히고 있는 것입니다.

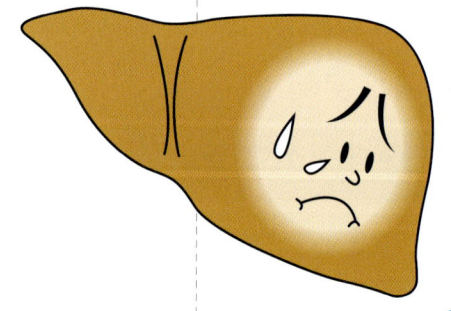

머리를 쓰거나 운동이나 일을 하면 간으로 가는 혈류량은 감소하게 됩니다. 또 간은 재생에 전념하지 못하고 에너지를 생산해야 하는 부담을 갖습니다.

그리고 또 간은 에너지를 생성하고 소비하는 과정에서 생긴 노폐물을 또다시 힘들게 해독시켜야 합니다.

　서서 일을 하거나 움직이다가, 누워 쉬거나 잠을 자면서 정신적·육체적 안정을 취하면 간이나 신장으로 가는 혈류량은 3배나 많아지고, 다른 장기에 혈액이 많이 필요치 않으므로 간장은 많은 혈액을 저장해 둡니다.

　그러면 간은 산소량도 많아지고, 문맥으로부터 들어온 각종 영

양분도 많아지므로 간은 좋아라 하
면서 간세포 재생에 온힘을 쏟습니
다.

그리고 신장 혈류량도 많아져, 소변량이
증가해 노폐물이 잘 배설되는 것입니다.

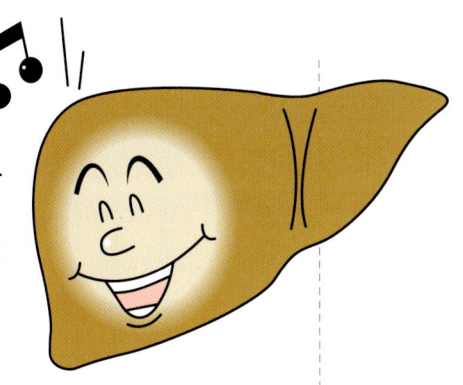

제6장

간장은 우리 몸에서 어떤 역할을 할까?

Ⅰ. 대사작용
Ⅱ. 해독작용
Ⅲ. 배설작용
Ⅳ. 기타작용

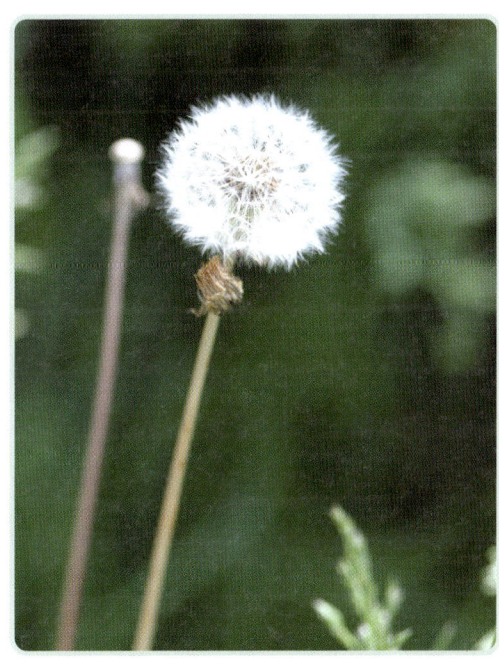

오장육부 중 가장 큰
간장의 기능을 아세요?

🅛대안

간경화 제발 초기에 회복합시다.
-자각증상이 없다고 해서,
-간기능이 정상이라고 해서,
-직장을 그만둘 수 없어서,
-아직은 견딜만 해서 등등의 이유로 초기 회복의 시기를 놓치면 합병증 등으로 간경변증 회복은 더욱 힘들어집니다.

간장은 과학자들이 현재까지 밝혀낸 기능만도 1500여 종의 효소를 생산해서 500여 가지 일을 동시에 처리하는 상상도 못할 정도의 어마어마하게 큰 화학공장단지이며, 영양분의 저장 창고이기도 합니다.

그러므로 간경변증을 몇 가지 약이나 건강식품으로 회복하겠다는 생각은 어마어마하게 큰 공장단지가 고장이 났을 때, 기술자 수리공 몇 사람이 공장단지에 들어가 또닥거리는 것과 같습니다. 간이 웃어버립니다. 담낭이 무척 섭섭해 합니다.

사람의 간장은 3/4을 떼어내고 1/4만 남아 있어도 약 4~6개월이면 본래대로 회복하는 놀라운 재생능력이 있다고 합니다.

간장은 약 3000억 개 정도의 간세포로 되어 있고, 이 간세포 약 50만 개가 모여 간 기능의 최소 단위인 간소엽을 이룹니다.

또한 간장은 이 간소엽 약 50만 개로 이루어져 있으며, 이 각각의 간소엽은 모두 동일한 기능을 합니다. 즉, 똑같은 공장단지가 50만 개가 있다는 것입니다.

이것은 대단히 좋은 점이면서도 때로는 단점이 되기도 합니다.

그 이유는 1/4만 남아 있어도 어느 정도 그 기능을 하기 때문에, 3/4 이상이 망가져도 간장에 이상이 생긴 것을 자각하지 못해 치료 시기를 놓쳐버리는 경우가 많기 때문입니다.

다른 질환도 마찬가지지만 특히 간경변증을 회복하는 가장 좋은 방법은 속전속결입니다. 초기에 알아내어 신속하게 집중적으로 왕창 치료하는 초전박살 속전속결입니다.

그런데 초기에 심각한 자각증세가 없기 때문에 심각하게 악화되기 전에 알아내기가 힘이 들고, 알아낸다 하더라도 환자의 협조가 잘 되지 않는 등 속전속결이 어렵습니다.

간경화! 제발 초기에 회복하십시다.

간에 특별한 약, 음식 등 비싸고 좋은 기막힌 무언가를 자꾸 주면 간은 입으로 삼킨 음식물을 소화해야 하고, 정체불명의 약을 해독해야 하므로 간장은 "왜, 나를 귀찮게 하지?" 하며 좋아하지 않습니다.

간경변증 회복 요령은 간을 귀찮게 하지 말고, 가만히 두는 것이 무엇보다 중요합니다.

다시 말해 간에 뭔가 좋은 것을 많이 하려고 하기보다는, 해로운 것을 조금이라도 안 하는 것이 더욱 중요하다는 이야기입니다.

각종 장기에 필요한 생필품

간정맥

간동맥 (산소)

화학공장 단지

임파관

원자재

문맥 (각종 영양분과 호르몬 등)

담관

담즙(각종 노폐물)

〈간장의 기능〉

📌 **대안**

간장이 자신의 재생에 전념할 수 있도록 간이 힘들게 일을 해야 하는 것을 먹지도 말고, 하지도 않으며, 생각도 하지 말아야 합니다.

간이 좋아하는 환경, 즉 간이 편히 쉬면서 재생에만 전념할 수 있도록 분위기를 만들어 주어야 합니다.

간의 기적, 놀라운 재생능력을 믿어야 합니다. 인내를 가지고 기다려야 합니다. 그러면 기적이 일어납니다. 필자의 경험으로는 간경변증 환자는 간의 기적같이 놀라운 재생능력을 믿어야 하고, 또 의지해야 합니다.

그리고 어떤 치료를 하시더라도 결국은 우리 인체의 자연 치유력에 의존하게 된다는 점 또한 명심해야 합니다.

간장으로 들어가는 통로는 간동맥과 문맥이고,

나가는 통로는 간정맥과 담관, 림프관입니다.

간장의 기능을 간단히 설명드리면,

주로 문맥을 통해 들어온 영양분 등을 가공 처리하여 만든 생필품들과 해독시킨 노폐물들을 간정맥을 통해 생필품들은 심장으로 보내 전신에 공급하고, 요소 등의 노폐물들을 내보내 결국 콩팥에서 소변으로 배설되게 합니다.

담관을 통해 대부분 노폐물들을 담즙에 섞어 대변과 함께 배설시킵니다.

그리고 이 담즙으로 지방질의 소화 흡수를 돕습니다.

부연해서 설명 드리겠습니다.

문맥은 간장으로 들어가는 특이한 혈관입니다. 위, 소장, 췌장, 비장, 대장, 항문 등에서 간으로 영양분과 호르몬 등을 운반하는 작은 혈관들이 있는데, 이 작은 혈관들이 모여 커진 큰 혈관은 간장 아래에서 올라옵니다.

이 수많은 소화기계에서 올라오는 혈관들을 문맥이라고 합니다. 즉 원자재 공급 라인입니다.

소화·흡수된 대부분의 물질들은 이 문맥을 통해 간장으로 보내집니다. 그리고 대장에서 생성된 독성 노폐물까지 이 문맥을 거쳐 간장으로 보내집니다.

이렇게 문맥을 통해 들어온 원자재를 이용하여, 간장은
분해·합성·전환하여 자기 몸에 필요 적절한 생필품을
만들어내어 대부분은 인체의 각 말초 장기에 공급하고,
일부는 저장하고, 불필요한 노폐물이나 독소물질은 여러
해독작용을 거쳐 담즙(대변)과 신장(소변) 등으로 배설시킵니다.

한편 간정맥은 간장에서 만들어낸 인체에 필요한 생필품들을 가득 싣고, 간장을 빠져나가는 혈관입니다. 즉, 완제품 공급 라인입니다.

영양분이 풍부한 이 혈액은 하대정맥을 거쳐 심장으로 갔다가 인체의 각 부분에 산소와 영양물질·호르몬 등을 공급합니다. 그리고 간장에서 해독시킨 요소 등의 일부 노폐물들은 간정맥으로 빠져나가 심장으로 가서 신장으로 운반되어 소변으로 배설하게 하는 일을 합니다. 즉, 노폐물 운반 라인입니다.

담관을 통해 대부분의 노폐물들은 혈액이 아닌 담즙에 섞여, 담관을 거쳐 십이지장으로 배출되고, 그것은 곧 대변과 함께 체외로 배설됩니다. 즉 담관은 노폐물 배설 라인입니다. 그리고 이 담즙으로 지방질을 유화시켜 소장에서 지방질의 소화·흡수를 돕습니다.

대안

문맥의 원자재 공급라인과 간정맥의 완제품 공급라인, 담관의 노폐물 배설라인을 원활하게 해주는 가장 좋은 방법은
–바보가 되어
–평화스러운 마음으로
–먹고 자고, 먹고 자고를 반복하면서
–늘 웃고 사는 것입니다.

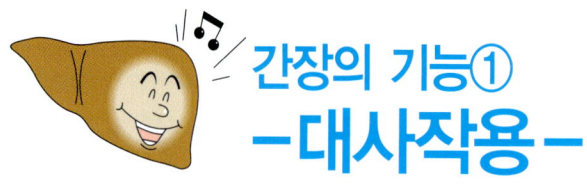

간장의 기능①
-대사작용-

참조

(신진)대사는 크게 동화와 이화로 나눕니다. 동화는 흡수된 영양물질을 우리 몸의 피와 살이 되는 물질로 변화시키는 것이고, 이화는 흡수된 영양물질을 분해하여 에너지화 하는 것입니다.

간장은 문맥으로 흡수된 탄수화물, 단백질, 지방, 전해질, 물 등의 대사에 가장 중요하게 관여합니다.

〔탄수화물 대사〕

간장은 혈당을 조절하여 생명활동을 돕습니다.

인체에 필요한 3대 영양소는 탄수화물, 단백질, 지방입니다.

이 중에서 우리가 가장 많이 먹는 것이 탄수화물(당질)인데 밥(쌀, 보리, 콩 등), 빵, 과자, 과일 등에 많이 들어 있습니다.

이 탄수화물(당질)은 소화효소에 의해 포도당으로 분해되고, 소장에서 흡수되어, 혈액에 섞여 간문맥을 통해서 간장으로 보내집니다.

간은 이 포도당(글루코스)의 일부를 에너지화 하고, 일부는 췌장에서 분비되는 호르몬인 인슐린을 이용하여 저장당(글리코겐)으로 바꿔 간과 근육세포 등에 저장하기도 합니다. 그리고 또 포도당의 일부는 혈액 속으로 보내 정상 혈당을 유지하면서 말초장기에 보내어 에너지원이 되게 합니다.

인체는 이 에너지들을 이용해서 심장을 뛰게 하고, 숨을 쉬고, "우하하하" 웃기도 하고, 체온을 유지하고, 뽀뽀도 하고, 아가도

낳고, 사랑을 나누고, 일이나 운동을 하고, 여행을 하고, 뇌를 사용하는 등 생명활동을 하는 것입니다.

또한 간은 포도당을 에너지원으로 쓰고, 저장하고, 남은 포도당은 아세틸 co-A로 전환시켜 콜레스테롤을 생합성하고, 또한 남은 포도당은 중성지방(트리글리세라이드)으로 전환하여 간장이나 지방조직 등에 저장합니다.

예를 들어 밥을 너무 많이 먹었을 때 과량의 포도당이 저장지방(중성지방)으로 전환되어 간에 너무 많이 쌓이면 지방간이 되기도 하고, 피하에 많이 쌓이면 살이 찌고 비만이 오는 것입니다.

그리고 혈액 중 포도당의 적정 농도가 떨어지면 췌장에서 글루카콘이 분비되어 간장에서 저장당(글리코겐)을 다시 포도당으로 전환시켜 혈액 속으로 보내 정상 혈당을 유지하면서 에너지원으로 씁니다.

또 다른 경우인데 간은 들어오는 포도당이 부족하면 체내에 저장된 지방이나 단백질 등을 당분으로 전환시켜 혈당을 유지하여 생명활동을 돕습니다.

좋지 않은 중요한 예로, 먹는 음식 중에 탄수화물이 부족하면 에너지원이 부족하게 됩니다. 이때 간은 혈청 단백인 알부민을 당분으로 전환시켜 에너지원으로 사용하게 됩니다.

이런 경우 간경변증 환자는 알부민이 부족한데 설상가상으로 더욱 더 알부민이 부족하게 됩니다. 그리고 간장이 알부민을 당분으로 변하게 하는 일 자체가 간에 부담을 줍니다. 특히 이 단백질 대사 과정에서 생긴 독성 물질인 암모니아는 인체에 치명적입니다.

☞ 중요

간장의 콜레스테롤 합성은 동물성 지방질을 이용하기도 하지만, 대부분 탄수화물에서 나온 아세틸 co-A로부터 생합성합니다.
즉, 꼭 동물성 지방질을 섭취하지 않아도 간장에서는 지방질이 아닌 다른 물질로부터 콜레스테롤을 생합성할 수도 있다는 것입니다.

☞ 대안

간경변증 환자가 지방간이 있는 경우가 있습니다. 지방간을 빨리 없애야 간경변증 회복이 가능해집니다. 지방간을 회복하는 데 필자의 바보식이요법을 활용하시면 큰 도움이 되실 것입니다.

☞ **대안**

간경변증 환자 자신이나 보호자가 꼭 알아야 할 것은 환자는 가능한 한 끼니를 건너뛰는 일이 없어야 하고, 식사시간 간격이 너무 길지 않도록 해야 합니다.

조금씩, 여러 번, 1일 5~8회 정도가 좋습니다.

특히 저녁에 잘 때에는 위에 부담을 적게 주는 부드러운 죽이나 단 과일주스 같은 에너지원인 탄수화물 공급을 해 주어야 합니다.

그리고 정신적·육체적으로 절대 안정을 해서 쓸데없이 에너지를 소비하는 일이 없도록 해야 합니다.

－먹고 자고, 먹고 자고－

☞ **대안**

간경변증 환자는 간 기능이 떨어져 당뇨병이 많이 나타나므로 반드시 당뇨병에 미리 대비해야 합니다.

왜냐하면 당뇨병이 간경변증에 미치는 악영향이 너무 크기 때문입니다.

필자의 바보요법을 철저히 지키면 당뇨병의 치료·예방에 도움이 될 것입니다.

간은 혈액 중의 포도당을 0.1% 정도(정상치)로 조절하는데, 이보다 많아지면 포도당을 저장당이나 저장지방 등으로 바꿔 저장하고, 반대로 혈액 중에 포도당이 이보다 부족하면 저장되어 있는 저장당이나 단백질·중성지방 등을 당분으로 바꿔 혈액 속으로 보내 혈당을 유지하고 에너지원이 되게 하여 생명활동을 돕습니다.

이렇게 간은 혈당을 조절하면서 생명활동을 돕는 매우 중요한 장기입니다.

※ 참고하세요!

간경변 합병증인 당뇨병

간경변 환자의 고혈당증 원인은 여러 가지가 있으나 가장 큰 원인은 간세포 파괴와 섬유화로 정상적인 간세포 수가 현저히 줄어 간 기능이 떨어지는 것입니다.

그 결과 간 문맥을 통해서 간으로 들어오는 포도당을 저장당으로 전환하는 능력이 떨어져 들어온 포도당을 그대로 혈액 속으로 방출시켜 버립니다. 그러면 혈당이 올라가 당뇨병이 옵니다.

간경변 환자의 저혈당증 원인은 다양하나 정상적인 간세포 수가 줄어서 포도당을 저장당으로 합성하는 능력이 떨어져 저장당이 적어집니다.

그 결과 간에 저장한 저장당을 포도당으로 전환시키는 양이 적어져 저혈당증이 오는 경우도 있습니다. 예외의 경우도 있으나 주로 간경변증 말기 증세입니다.

[단백질 대사]

간장은 인체에 필요한 수많은 단백질을 합성하기도 하고, 단백질을 분해하여 에너지원으로 쓰기도 합니다.

보고서에 따라 단백질이 인체에 유익하고 해로운 점에 대한 상반된 많은 이론이 있으나, 필자의 경험으로는 먹고 자고, 먹고 자고를 반복하는 암이나 간경변증 환자의 경우에 동물성 · 식물성 단백질의 과도한 섭취는 바람직하지 않다는 것입니다.

특별한 경우를 제외하고는 필수아미노산을 비롯한 인체에 필요한 단백질은 동물성 단백질이 아닌, 식물성 단백질로도 충분하다는 것이고, 에너지도 쌀 등의 곡류에 들어있는 탄수화물로도 충분하다는 것입니다.

그리고 과량의 단백질은 소화과정이나 대사과정에서 좋은 점도 있으나, 분명히 해로운 점도 있으므로, "좋은 것 하기보다는 해로운 것 하지 않는 것이 더 중요하다."는 필자의 암, 간경변증 관리의 대원칙에도 위배됩니다.

따라서 단백질 섭취는 인체 외부에서 반드시 공급해야 하는 필수아미노산을 적절히 충족시키는 정도로 절제해야 하고, 그것도 특별한 경우를 제외하고는 가능한 한 소량의 식물성 단백질로써 공급해야 합니다.

그러나 간경화증일 경우에, 특별한 때에는 예외의 경우도 있습니다. 동물성 단백질인 쇠고기를 섭취해야 하는 이 예외의 경우는 여러 가지 상황을 감안하여 신중히 판단해야 합니다.

(반드시 주의사항 참조: page 30쪽)

중요

과도한 동물성 단백질 섭취의 또 하나의 중요한 문제점은 혈액의 점도를 높이고 혈관을 좁아지게 하거나 막히게 하여 혈액의 흐름을 방해하는 지방질의 섭취가 동시에 이루어진다는 것입니다.
뿐만 아니라 많은 지방질을 소화 흡수시키기 위해 과량 분비된 담즙은 대장암의 요인이 되기도 합니다.

☞대안

가능한 한 쓸데없는 에
너지 소비를 줄이고, 바
보죽의 원료인 찹쌀, 멥
쌀 현미, 콩, 깨, 율무를
혼합하면 이 각각의 곡
류는 서로에게 부족한
아미노산을 보충해주므
로 조금씩 여러 번 드
시면 좋습니다.
물론, 이 식물성 단백질
도 대장에서 암모니아
가 생성될 수 있으므로
암이나 간경변증일 때
에는 대변을 1일 3회로
조절해야 합니다.

☞중요

혈액 검사 시 간 기능
에 매우 중요한 알부민
값 증가는 간의 합성기
능 개선을 뜻하는 것이
고, 이는 곧 간세포 증
가를 의미하기도 하므
로 간경변증 등의 간질
환이 호전되고 있음을
뜻하기도 합니다.

　　인체의 머리에서 발끝까지 몸을 구성하고 있는 피와 살의 대부분, 즉 여인의 머리카락, 아기의 피부, 아가씨 손톱, 아빠의 발톱도 단백질이고, 알부민, 혈액응고물질인 프로트롬빈, 면역물질, 혈구, 그리고 간기능에 꼭 필요한 효소 역시 주재료는 단백질입니다.

　　우리가 먹는 음식물 중 숯불갈비, 생선, 우유, 콩, 깨, 쌀 등에 들어있는 단백질은 위와 췌장의 소화 효소에 의해 아미노산으로 소화·분해됩니다. 이 아미노산은 소장에서 흡수되어 간문맥을 거쳐 간장에 보내집니다.

　　아미노산은 간에서 주로 두 가지 과정을 거칩니다.

　　첫째는 우리 몸에 맞는 피와 살이 되는 단백질로 재합성되는 것이고, 둘째는 당분이 부족한 경우 당분으로 전환되어 에너지원이 되기도 합니다.

　　여기서 첫째 과정은 간의 단백질 합성기능입니다. 중요한 예로 간장은 혈액 단백질, 즉 알부민, 프로트롬빈, 피브리노겐 등을 합성합니다. 간장에서 혈장 단백질은 1일 약 50g 정도 생산하는 데 그 중 알부민은 하루에 약 12g 정도 만들어 혈액으로 보내집니다. 이는 혈장 단백질 중 가장 많은 25% 정도입니다.

　　때문에 간경변증 같은 중증의 간질환이 진행되면 이 단백질 합성기능 장애로 혈중의 알부민 값 등이 떨어집니다.

　　알부민은 영양과 혈액의 삼투압 조절, 수분 함량 유지 등의 역할을 하고 약물, 빌리루빈, 비타민, 미네랄, 이온물질, 호르몬 등의 다른 물질들과 결합해서 이것들을 전신으로 나르기도 하기 때문에 알부민이 부족하면 복수가 차는 등 다른 장기에 입히는 악영향은 이루 다 말할 수가 없을 정도입니다.

간경변증일 때 단백질 합성기능은 매우 중요합니다. 알부민 값은 간경변증의 중증 정도를 판단하는 매우 중요한 지표입니다.

일반적으로 간의 합성기능이 떨어지면 알부민 값과 함께 혈액 중 총단백, 프로트롬빈, 콜린에스테라제, 콜레스테롤 값은 떨어지고, 담즙 합성기능도 떨어지므로 담즙 배설이 안 되어 담즙색소인 빌리루빈은 혈액에 역류되어 혈중 빌리루빈 값(황달 수치)은 올라갑니다.

둘째 과정에서 중요한 예로 먹는 음식 중에 탄수화물이 부족하면 에너지원이 부족하게 됩니다. 이때 간장은 흡수된 단백질과 간이나 근육 또는 혈액 중에 있는 저장단백질을 분해하여 당분으로 전환시켜 에너지원이 되게 합니다.

이렇게 단백질을 분해하여 에너지를 생산하는 과정에서 암모니아가 생성되는데, 이 암모니아는 독성이 매우 강하므로 간장에서 요소로 해독되어 신장으로 배설됩니다.

이렇게 간장은 저장단백을 에너지원으로 전환하는 일 자체가 큰 부담이 되고, 그 과정에서 생성된 독성 암모니아를 해독해야 하는 일 또한 큰 부담이 되는 것입니다.

그리고 기타 단백질 대사작용으로 단백질을 중성지방으로 전환하여 지방조직에 저장하였다가 에너지원이 부족하면 다시 꺼내어 에너지원으로 쓰기도 합니다.

☞ **대안**

단백질 섭취가 간경변증 환자에게 우선 문제가 되는 것은 대장의 배설과정과 간장의 대사과정에서의 암모니아 생성입니다.
때문에 동물성·식물성 단백질의 과도한 섭취는 삼가야 합니다. 대변을 1일 3회 이상 보신다는 가정 하에서 극히 소량씩 섭취하셔야 합니다.

☞ **대안**

식사는 조금씩 여러 번, 1일 5~8회로 조절하십시오. 식사 시간 간격이 너무 길면 체단백이 에너지화 되는 과정에서 맹독성인 암모니아가 생성되므로 큰 문제입니다.

☞ **대안**

전문의와 상의하여 분지아미노산 주사를 맞으십시오. 이는 근육의 단백질이 빠져나가는 것을 막아주어 근력을 유지시켜 줍니다.
또 알부민 원료로 쓰입니다. 그리고, 간성 뇌증을 예방하는 데 도움을 줍니다.

[지방대사]

지방대사는 간장뿐만 아니라 인체 내의 다른 장기에서도 행해지지만, 간장의 중추적이고 독특한 역할은 대단히 중요합니다. 특히 콜레스테롤은 인체에 필요한 약 90% 정도를 간장에서 합성합니다.

콜레스테롤은 세포막이나 담즙산, 성호르몬, 부신 피질 호르몬 등의 원료로 쓰이며, 인체에서 없어서는 안 되는 매우 중요한 물질입니다.

여기서 중요한 점은 콜레스테롤은 꼭 동물성 지방질을 섭취해야 인체에 필요한 콜레스테롤이 만들어지는 것이 아니라는 것입니다.

콜레스테롤은 간장에서 꼭 음식물 중의 동물성 지방질에서만 합성하는 것이 아니고, 대부분을 지방질이 아닌 탄수화물에서 전환된 아세틸Co-A로부터 생합성하여 혈중 콜레스테롤 농도를 조절한다는 것입니다.

그런데 음식으로 콜레스테롤이 과잉 공급되면 주로 탄수화물에서 전환된 아세틸Co-A로부터 합성하는 간의 콜레스테롤 생합성이 억제됩니다.

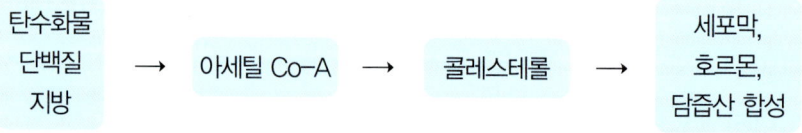

콜레스테롤이나 중성지방은 간에서 합성하여 혈액을 통해 각 조직으로 운반할 때는 지단백(Lipoprotein) 형태로 운반됩니다.

(콜레스테롤 방출)

동물성 지방질은 췌장의 소화효소에 의해 지방산과 글리세린으로 분해되어 대부분의 지방산은 소장 점막에서 중성지방(저장지방)으로 합성합니다.

그리고 일부 지방산과 글리세린은 담즙산에 섞여 간으로 흡수되어 콜레스테롤과 인지질을 합성해 세포막, 호르몬, 담즙산 등의 원료로 쓰입니다.

여기서 남은 지방산과 글리세린, 그리고 쓰고 남은 포도당이나 단백질은 간에서 중성지방으로 전환되어 간장이나 지방조직에 저장합니다.

또한, 간장은 간장을 비롯한 각 조직에 저장된 중성지방을 이용하여 콜레스테롤을 합성하기도 하고, 에너지원이 부족하면 당분으로 전환시켜 에너지원으로 쓰기도 합니다.

이렇게 간장은 혈중 콜레스테롤을 담즙과 함께 십이지장으로 배설시켜 혈중 콜레스테롤 농도를 낮추기도 하고, 콜레스테롤을 합성하여 혈액 중에 방출함으로써 혈중 콜레스테롤 농도를 높이기도 합니다. (혈중 콜레스테롤 조절)

일반적으로 간경변증 등으로 간의 합성기능이 떨어지면 콜레스테롤 값이 총단백, 알부민, 프로트롬빈, 콜린에스테라제 등과 함께 낮아집니다. 이때는 황달 수치인 빌리루빈 값은 상승합니다.

반면에 간경변증, 간암, 담도암, 췌장암, 담석증 등으로 담즙 배설이 잘 안 되면 황달이 오는데 담즙에 섞여 있는 콜레스테롤 배설이 안 되어 ALP, r-GTP 등과 함께 혈액 중의 콜레스테롤 값이 상승합니다. 이때는 황달 수치인 빌리루빈 값도 상승합니다.

📖 **중요**

인체에 필요한 콜레스테롤이나 중성지방은 고기에 있는 콜레스테롤을 직접 먹는다거나 동물성 지방질을 섭취하지 않아도 간장은 곡류에 함유된 탄수화물로부터 전환된 아세틸 co-A로부터 직접 생합성합니다.

이렇게 콜레스테롤 값은 너무 높아도, 너무 낮아도 안 되는 것이므로 간의 콜레스테롤 합성기능과 배설기능은 매우 중요합니다.

또한, 중성지방 대사는 간장의 지방대사에서 매우 중요합니다. 중성지방은 에너지원으로 매우 중요합니다. 주로, 간장과 피하조직에 저장되는데 포도당이 부족할 때는 중요한 에너지원으로 사용되기도 합니다.

중성지방이 조절이 안 되는 경우는 일반적으로 이렇습니다. 술과 고기를 너무 자주 먹고, 과식을 하면 과다한 영양분이 중성지방으로 변해 간에 쌓이게 됩니다.

그런데 계속해서 과식과 과음을 하면 미처 간장에 쌓인 중성지방을 분해하지 못하게 되면서 간장에 지방이 계속 쌓여 붉은 색의 간이 황색으로 변하면서 부어올라 커진 것이 지방간입니다.

아직도 이 지방간을 대수롭지 않게 생각하는 어리석은 사람들이 있어 안타까울 때가 많이 있습니다.

물론, 지방간 자체는 무서운 병이 아니라고 생각할 수 있습니다. 하지만 어렵지 않게 회복할 수 있는 알콜성 지방간을 방치해 알콜성 간염을 지나 간경변증에 간암이 오고, 담도암까지 진행되는 경우도 있습니다.

또한 콜레스테롤 조절이 안 되어 혈중 콜레스테롤이 많아지면 동맥경화증이 와서 심장병, 고혈압 등의 원인이 되기도 합니다.

간은 정화조의 역할을 합니다. 정화조가 제대로 역할을 하지 못하면 아래에 있는 하수구가 더러워지고 좁아지다가 막힙니다.

한 예로 비만에 지방간이 있으신 분 중에 심장의 관상동맥에 콜레스테롤이 끼어 심각한 데도 그냥 방치하고 있는 분들을 보곤

합니다.

이런 분들은 지방간도 문제이지만 심근경색으로 인한 심장마비 등이 올 수 있으므로 매우 위험합니다.

이렇게 비만성 지방간은 당뇨병과도 친해질 수 있고, 다른 무서운 병들을 발생시키는 큰 원인이 될 수 있습니다.

방치하면 간경화, 고혈압, 심장병 그리고 각종 암 등과 "아이고! 형님", "반갑네! 동생" 하면서 절친한 사이가 될 수 있습니다.

필자가 이렇게 강조하였는데, 비만성 지방간이 있는 어떤 아저씨는 고혈압, 심장병과 의형제를 맺는 분도 있고, 비만성 지방간이 있는 어떤 언니는 당뇨병, 유방암과 너무 친하게 지내는 것을 보면 안타깝습니다.

☞대안

간경화증일 때는 비타민, 미네랄이 듬뿍 들어 있는 야채와 과일을 녹즙으로 짜서 드시면 안전하고 먹기에도 편합니다. 그리고 소화, 흡수가 잘 되므로 충분한 양을 먹을 수가 있어 좋습니다.

[비타민과 미네랄 저장]

비타민은 거의 체내에서 합성되지 않으므로 필요한 비타민 대부분을 뜨거운 태양빛을 듬뿍 받은 푸릇푸릇하고 싱싱한 녹황색 야채, 신선한 제철 과일 등으로 섭취해야 합니다.

음식에서 섭취한 비타민은 그대로 쓰지 못하므로, 간장에서 자신의 몸에 필요 적절한 활성비타민으로 바꿔 혈액에 방출하기도 하고, 일부는 저장합니다.

그러므로 간장은 활성비타민을 다량 함유하고 있는 저장창고인 셈입니다. 간경화증일 때는 대부분 간장의 비타민 저장능력이 떨어집니다.

특히 담즙 분비가 장애를 받으면 지용성 비타민 A, D, E, K의 흡수가 잘 안 됩니다. 그 결과 비타민 K가 부족하면 혈액 응고인자인 프로트롬빈이 감소하여 프로트롬빈 타임(혈액응고 시간)이 지연됩니다. 그렇게 되면 자주 출혈이 되고 지혈이 잘 되지 않습니다.

또한 간장은 각종 미네랄을 저장합니다. 한 예로 혈색소인 헤모글로빈의 재료가 되는 미네랄인 철분과 구리, 아연 등을 저장합니다.

출혈 시 철분이 부족하면 간장에 저장된 철분을 이용하여 적혈구를 만들기도 합니다.

[호르몬 조절]

간장은 불필요한 호르몬을 분해하거나 불활성화 시켜 호르몬 밸런스를 조절하는 일도 합니다.

한 예로, 남성의 경우에 간장은 여성 호르몬을 파괴합니다. 하지만 간경변증 환자는 간 기능이 떨어져 여성 호르몬이 파괴되지 않아 유방이 커져 여성형 유방이 되기도 하고, 털이 빠지고, 고환이 작아지기도 하면서 아침 발기가 안 되는 등 정력이 감퇴되기도 합니다.

또한 여성은 남성 호르몬이 파괴되지 않으면 생리에 이상이 오기도 하고 털이 나기도 합니다.

또다른 중요한 예로, 간기능이 떨어지면 항이뇨 호르몬인 바소프레신, 알도스테론 등 소변을 억제시키는 호르몬을 분해시키지 못해 소변량이 줄어들어 부종과 복수의 원인이 되기도 합니다.

☞중요

필자의 바보요법으로 간경변증 관리 시 부부 관계는 절대 금물입니다. 죄송합니다.

간장의 기능 ②
-해독작용-

☞ **대안**

담즙 분비와 대·소변
이 잘 나오도록 하려면
바보가 되어 멍청하게
웃고 사는 것입니다.
그리고
-인진쑥 달인 물
-재첩국
-옥수수차
-UDCA(우루사)
-락툴로오즈 시럽
-커피관장
-녹즙
-뇨요법
-온열요법
등이 도움이 됩니다.

간장은 큰 정화조 역할을 합니다. 간장은 체외에서 들어온 약물, 독물과 체내에서 생성된 호르몬, 노폐물 등을 해독, 정화, 분해과정을 통해 배설 가능한 형태로 바꾸어 담즙(대변)과 소변 등으로 배설시킵니다.

즉 우리가 먹는 음식에 들어있는 방부제, 착색제, 표백제, 농약 잔류물 등의 유해물질이나 술, 담배, 특히 체내에서 생성된 암모니아 등의 질소성 노폐물들과 독성 가스, 그리고 치료약까지도 간의 입장에서 보면 독성 물질입니다.

우리가 병을 치료하기 위해 먹는 약물조차 간의 해독작용으로 변화된 후에야 정상적인 약리작용을 하고 배설 가능한 형태로 되어 배설됩니다.

왜냐하면 병을 치료하기 위해 먹는 대부분의 약에도 우리가 알게 모르게 부작용이 있고 간의 입장에서 보면 치료약도 해로울 수 있기 때문입니다.

간장은 유해물질을 해독시켜 담즙이나 소변 등으로 배설시킵니다. 즉 해독된 약물, 독물과 같은 필요 없는 노폐물과 함께 담즙산염, 빌리루빈, 콜레스테롤, 인지질 등을 담즙에 섞어 담도를 통해 십이지장으로 배출하여 대변과 함께 배설시키기도 하고, 혈액을 통해 신장으로 보내어 소변으로 배출시키기도 합니다.

만일 해독능력이 떨어져서 알콜·약물 등 유독물질을 분해, 해독시키지 못하면 간세포가 손상되고 유독물질은 온몸으로 퍼져서 전신에 장애가 옵니다.

한 예로 술을 오랫동안 자주 마시면 간의 입장에서 보면 알콜은 독성물질이므로 분해와 해독과정을 거쳐 소변으로 배출시켜야 하는데, 이 과정에서 간장에 무리를 주면 간세포가 손상되어 지방간, 알콜성 간염, 간경변증, 간암 등이 오는 것입니다.

간의 해독작용 중 중요한 것이 암모니아 해독입니다.

☞ **중요**

담즙 분비가 안 되면 간세포에 있는 독성 노폐물을 배출시키지 못하기 때문에 간경변증으로 진행하거나 간경변증이 악화되기도 합니다.
그래서 담즙 배설은 간질환을 회복하는 데 대단히 중요합니다.

☞ **대안**

대장에서 암모니아가 발생되지 않게 하려면,
① 락툴로오즈 등으로 상태에 따라 대변을 무르게 1일 3~5회로 조절해야 하고,
② 녹즙, 옥수수차 등을 음용하여 대소변을 자주 보게 하고,
③ 동물성·식물성 단백질의 과도한 섭취는 피하는 게 좋고,
④ 커피 관장 등으로 대장 환경을 깨끗하게 해줘야 합니다.

[간성 혼수를 일으키는 암모니아]

간의 해독작용 중 중요한 것이 인체에 치명적인 암모니아 분해입니다. 인체에서 생성된 암모니아는 외적, 내적 요인으로 크게 2종류입니다.

첫 번째는 외적 요인으로 대장에서 장내 세균에 의해 생성된 암모니아입니다.

우리가 먹는 음식 중 숯불갈비, 두부, 우유, 생선, 콩 등에 들어 있는 단백질은 일부 흡수되고, 나머지는 배설하는 과정에서 대장을 통과하게 됩니다.

대장 안의 온도는 일년 내내, 하루 내내 38℃의 한여름의 삼복더위입니다. 다른 지방도 비슷하겠지만 필자 고향의 한여름에도 이 온도까지 올라가는 때는 거의 없습니다.

배설과정에 있는 덜 소화된 단백질과 대장 안의 악성 세균과 38℃의 삼복더위 등이 만나면 궁합이 잘 맞아 대장의 환경은 냄새가 지독히 나는 재래식 화장실, 시궁창 또는 각종 오물로 더러워진 쓰레기장이 되어버립니다.

여기서 인체에 해로운 독성가스 등이 발생하는데, 뱃속이 더부룩하고 냄새가 심한 방귀가 나옵니다. 주로 독성이 강한 단백질의 분해 산물인데 가장 대표적인 가스가 암모니아입니다.

이 암모니아는 대장 벽의 혈관으로 직접 흡수되어 다른 영양물질과 같이 혈액에 섞여 문맥을 통해 간으로 들어가는데 간경변증이 진행되면 이 암모니아를 해독하는 능력이 떨어지기도 하고, 간이 굳어 문맥혈이 간으로 쉽게 들어가지 못하여 문맥혈에 섞인

암모니아가 해독되지 못합니다.

두 번째는, 내적 요인으로 간장과 근육 등에서 단백질을 분해하는 과정에서 생긴 질소성 노폐물 중의 암모니아입니다.

이 두 종류의 암모니아는 인체에 치명적이므로 간장은 요소회로라는 해독과정을 통하여 암모니아를 요소(Urea)로 변환시켜 신장을 통해 소변으로 배출하게 합니다.

그런데 간에서 미처 해독되지 못한 암모니아와 간으로 들어가지 못한 일부 문맥혈에 섞인 암모니아가 혈액을 타고 뇌혈액 관문을 통과하게 되면 불면증이 오고, 손이 떨리고, 괜히 짜증을 내고, 마치 치매에 걸린 사람처럼 헛소리를 하고, 때로는 난폭해지기도 하는데 결국에는 간성혼수(간성 뇌증)에 빠지게 됩니다.

☞**중요**

간성 혼수의 원인이 되는 암모니아 중독현상은 혈액 검사로 '암모니아' 값을 측정하면 간성 혼수나 간장의 해독능력을 예측하거나 가늠할 수 있습니다.

[분지아미노산 주사 250㎖(High BCAA)]

단백질 때문에 우리 인체에서 해로운 독성물질이 만들어집니다. 앞에서 설명한 바와 같이,

▶우리의 음식 중에 있는 단백질은 소장에서 일부 흡수되고 나머지는 대장을 통과하는 과정에서 장내 세균에 의해 독성이 강한 암모니아를 비롯한 질소성 유해물질이 생성됩니다.

▶간장 및 근육에서 단백질을 당분으로 변화시켜 에너지원으로 사용하는 등의 단백질 대사과정에서 독성이 강한 암모니아 등이 생성됩니다.

그런데 간경변증이 진행되면 문맥압 항진과 간장의 요소회로라는 해독기능이 떨어져 암모니아 해독이 잘 안 되게 됩니다.

이 암모니아를 포함한 독성 질소성 물질들은 간세포를 파괴하고, 간성 혼수의 원인이 되기도 합니다.

이런 연유로 어떤 상황에서는 단백질 섭취가 해로울 수가 있습니다. 그러나 우리가 생존하기 위해서는 필수아미노산을 비롯한 단백질이 반드시 필요합니다.

이때 이러지도 저러지도 못하는 상황을 해결하는 해결사가 분지아미노산(BCAA)주사입니다.

이 분지아미노산 주사는

▶근육에서도 대사되기 때문에 간세포가 많이 손상되어 있어도, 에너지 대사에 참여할 수 있으므로 간의 부담을 덜어 줍니다.

▶근육 등에 있는 단백질이 빠져나가 에너지원으로 쓰이면 근력이 떨어질 뿐만 아니라, 단백질이 에너지로 분해되는 과정에서 맹독성인 암모니아가 생성됩니다. 분지아미노산 주사는 근육 내에 단백질 파괴를 막아 근육에 힘을 실어주어 체력 유지에도 도움을 줍니다.

▶매우 양질의 영양 공급원으로 간에 부족한 분지아미노산을 공급하기 때문에 간의 단백질 합성을 용이하게 해주고, 특히 알부민 합성에 도움을 주므로, 간질환 환자에게서 부족하기 쉬운 알부민 보충에도 큰 도움이 됩니다. (알부민 원료로 쓰입니다.)

▶뇌세포 파괴를 막는 역할을 하므로 간성 뇌증 치료 예방에 도움을 줍니다.

☞주의

암 환자나 간경화 환자가 분지아미노산 주사를 맞을 때에는 식도정맥류 파열 위험 등의 여러 상황에 따라 주의가 필요하므로 전문의의 지시에 따라야 합니다.

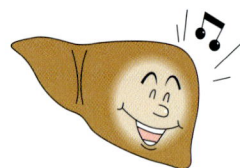

간장의 기능 ③
-배설작용 (담즙배설)-

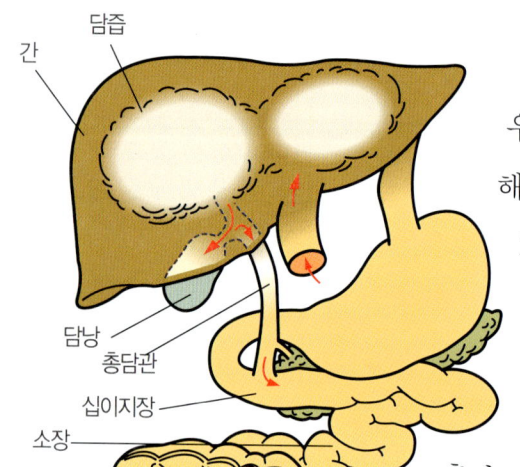

간
담즙
담낭
총담관
십이지장
소장
대장

간장에서 해독시킨 독성노폐
물 등을 담즙에 섞어 십이지장
으로 배출시켜 대변과 함께 체
외로 배설시킵니다.

〈담즙이 분비되는 담도계〉

우리가 먹은 음식물 중의 지방질은 위의 소화액에 의해 잘게 분해되어 십이지장을 지나갈 때 췌장의 소화효소와 간물(?)이 섞여져야 소장에서 소화 흡수가 됩니다.

지방질이 십이지장을 지나갈 때 간장은 갑자기 간물(?)을 짜기가 곤란하고, 그렇다고 계속해서 흘려보낼 수도 없으므로 필요시 용이하게 쓰기 위해 평소에 조금씩 짜서 저장해두고 농축시키는 주머니가 있는데, 이 주머니를 담낭(쓸개주머니)이라 하며, 그 간물이 담즙입니다.

이 담즙은 하루에 약 600~1000㎖ 정도 간세포에서 생산되어 흘러나와 담낭에 모아져 1/5~1/10정도까지 농축됩니다.

지방질이 십이지장을 지나갈 때 담낭을 수축시킵니다. 바로 이때에 담관의 끝부분인 십이지장과 연결된 곳으로 평소에 닫혀 있던 오딧씨 근육이 열리면서 담즙이 배출됩니다.

이렇게 담도를 통해 십이지장으로 담즙을 배출시켜 지방질의 소화 흡수를 돕고, 간장에서 해독시킨 노폐물 등을 이 담즙에 섞어 배출시킵니다.

그런데 담낭이 수축하는 과정에서 담즙이 어떤 원인에 의해서 담관을 거쳐 십이지장으로 빠져나가지 못하면 담즙 배출을 위해 담낭은 강한 수축을 반복합니다. 이렇게 되면 명치 부위에서 심한 통증이 오기도 합니다.

그리고 담즙 분비가 안 되면 지방질의 소화·흡수가 안 되어 가스가 차 속이 더부룩하고 지방변인 설사를 하기도 하는데, 이것은 체중 감소의 원인이 되기도 합니다.

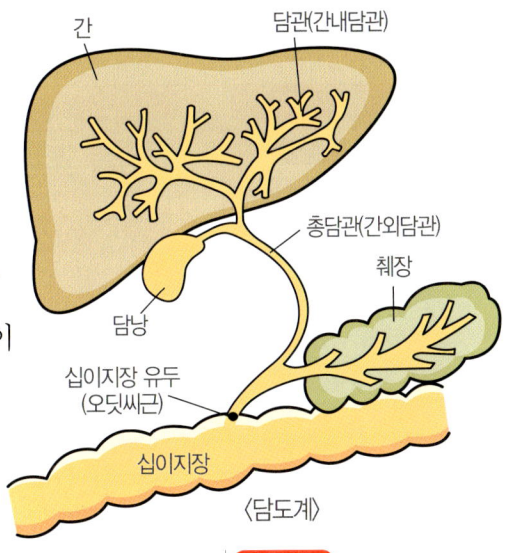

〈담도계〉

또한 간장은 자신이 해독시켜 생긴 노폐물을 담즙과 함께 섞어 배출시킵니다. 즉 해독된 약물, 독물과 같은 필요 없는 노폐물과 함께 담즙산염, 빌리루빈, 콜레스테롤, 인지질 등을 담즙에 섞어 십이지장으로 배출시켜 체외로 배설시킵니다.

한 예로 수명이 다한 적혈구가 비장에서 파괴될 때 생성된 노폐물인 빌리루빈은 담즙에 섞여 배설됩니다.

황갈색의 담즙색소인 빌리루빈은 일부는 재흡수되고 일부는 대변에 섞여 나오므로 대변색이 황갈색이 되는 것입니다.

때문에 간기능의 이상으로 담즙 생성이 안 된다든가, 어떤 원인으로 담관이 좁아지거나 막히면 담즙 배설이 안 되어 담즙이 혈액으로 역류하여 황달이 오기도 하고, 지방질의 소화 흡수 장애가 옵니다. 또 배출이 안 된 독성 노폐물 때문에 간세포가 파괴되어 간경변증으로 진행되기도 하고, 기존의 간경변증이 악화되기도 합니다.

☞ 중요

황달일 때는 대변 색이 희뿌연 색으로 변하지만 위·식도정맥류 파열일 때는 출혈된 혈액과 대변이 섞여 대변 색이 자장면 같은 검붉은 색이 나타납니다.
환자나 간병인은 대소변 색을 주의깊게 관찰하여 환자 상태를 감지해야 합니다.
조그만 변화나 이상한 조짐이 보이면 즉시 주치의에게 보고하여 상의하여야 합니다.

☞ 대안

평소에 담즙 분비를 잘 되게 하려면 바보가 되어 무조건 웃으십시오. 그리고 인진쑥 달인 물, 재첩국, 옥수수차, UDCA(우루사), 커피관장 등이 도움이 됩니다.

〈혈액검사와 황달〉

혈액 중에 총 빌리루빈의 정상 수치는 0.2~1.0mg/dℓ입니다. 총 빌리루빈 값이 1~2mg/dℓ일 때는 황달 상태를 육안으로 보기가 힘들고, 2mg/dℓ 이상일 때는 황달 상태를 흰 눈동자 등에서 육안으로 보이기 시작합니다.
3mg/dℓ 이상일 때는 황달 상태를 눈 주위, 얼굴, 손바닥, 발바닥 등의 피부에서 육안으로 확실히 보입니다.

〈소변 검사와 황달〉
황달 시 뇨빌리루빈 : 양성
뇨유로빌리노겐 : 황달 원인에 따라 양성 또는 음성

☞ 중요

[담즙 역류로 생긴 증상 황달을 바로 알자!]

황달은 다른 질환에서는 거의 볼 수 없는 간·담도 질환의 독특한 증세입니다.

간장은 담즙을 생산하여 담낭에서 저장·농축시킨 뒤 담관을 통해 십이지장으로 배출시킵니다.

그런데 간 기능 저하나 배설기능 장애로 담즙이 담도를 통해 십이지장으로 배설이 잘 안 되면 담즙은 역류를 해서 혈액 중에 흡수됩니다.

그러면 담즙색소인 빌리루빈 때문에 눈 흰자위, 눈 주위를 비롯한 얼굴 그리고 손바닥, 발바닥 등 피부가 노랗게 변하고 소변은 노란 거품을 내면서 진한 황갈색으로 변합니다.

피부는 담즙산염이 축적되면서 몹시 가려워지기도 합니다. 대변 색은 황갈색의 담즙색소인 빌리루빈이 대변에 섞이지 않아 희뿌연 색으로 변합니다.

이런 일련의 상태를 황달이라 합니다.

황달이 오면 피부나 점막에 빌리루빈이 침착하여 노랗게 변하는 현상 자체가 중요한 것이 아닙니다.

급성간염에서의 황달은 크게 문제가 되지 않지만, 만성간염이나 간경화를 앓던 중에 황달이 나타나면 심각한 상태라고 보고 일단 전문의와 상의하여 정밀검사를 통해 그 원인과 진행과정을 살펴야 합니다.

왜냐하면 빌리루빈은 담즙색소이므로 혈액 중에 빌리루빈 값이 상승해 있으면 담즙의 생산·배설에 차질이 온 것이고, 그 결과 지방질의 소화 흡수 장애가 오고, 특히 더욱 중요한 것은 담즙에 섞인 독성 노폐물들이 배출이 안 되어 간세포가 파괴되어 간경화증으로 진행되기도 하고, 앓고 있던 간경화증이 더욱 악화될 수 있기 때문입니다. 그리고 심한 황달은 간암과 담도암으로의 진행도 의심되기 때문입니다.

황달의 주요 원인은 바이러스성 급·만성 간염이나 간경변증, 그리고 독성물질(알콜, 약물) 등으로 간세포가 대량 파괴되거나 어떤 원인에 의해 간기능 저하로 인하여 빌리루빈을 담즙으로 처리하는 능력이 떨어졌기 때문입니다.

또 다른 원인으로는 담즙을 생산은 했으나 담즙의 흐름이 순조롭지 않기 때문인데, 이는 주로 간암, 담관암, 췌장암, 담석증 등으로 담관을 압박하거나 만성간염이나 간경변증 등으로 염증이 심해 부종으로 담관을 압박하여 담관이 좁아지거나 막혀서 발생됩니다. 즉 배설기능 장애입니다.

그렇기 때문에 간경변증일 때 황달 증세가 나타나면 심각성을 느끼고, 정신적·육체적으로 절대 안정을 취하면서 치료에 전념해야 합니다. 또한 황달 증세가 심한 경우에는 반드시 전문의를 찾아 간암과 담관암 등의 검사를 하셔야 합니다.

☞ 중요

황달은 담석증이나 경증인 바이러스 급성 간염일 때 나타나기도 하지만, 중증 간·담도질환인 만성 간염, 간경화, 간암, 담관암, 췌장암 등에서도 나타납니다.
그러므로 간경변증일 때 황달 증세가 나타나면 환자는 심각성을 느끼고 치료에 전념해야 합니다.

담즙 분비가 안 되면 황달이 오기도 하고
① 독성 노폐물을 배설시키지 못해 간세포가 파괴되고 담즙성 간경변증이 오기도 합니다. 또 기존의 간경변증이 악화되기도 합니다.
② 지방질의 소화·흡수가 안 되어 지방변 설사를 하고, 이것은 체중 감소와 체력 감퇴로 이어지기도 합니다.
③ 혈액 응고물질인 프로트롬빈은 비타민 K를 원료로 사용합니다. 때문에 지용성 비타민 K 흡수가 안 되면 간에서 프로트롬빈 합성의 장애를 받아 잇몸, 항문 등에서 출혈을 하기도 합니다.
④, ⑤ 변비 원인 중의 하나로 장내 환경이 오염되어 암모니아 등의 독성 가스들이 발생합니다.
⑥ 위액은 염산과 펩신으로 이루어져 있어 위의 환경은 강산성입니다. 그런데 담즙은 알칼리성으로 담즙 분비가 안 되면 위산이 완전히 중화되지 못하여 십이지장에 소화성 궤양이 발생하기도 합니다.

[담즙의 작용]

담즙의 주요 작용은

① 간이 해독시킨 약물, 독물과 같은 필요 없게 된 노폐물과 빌리루빈, 담즙산염, 콜레스테롤, 인지질 등을 담즙에 섞어 담도를 통해 십이지장으로 배출시킵니다.

이처럼 유독물질을 간의 해독작용으로 배설하기 쉬운 형태로 바꿔 담즙에 섞어 배설합니다.

② 담즙산으로 지방을 유화시켜 지방의 소화·흡수를 촉진시킵니다.

③ 지용성 비타민 A, D, E, K 등과 미네랄인 철, 칼슘 등의 흡수를 촉진합니다.

④ 살균작용으로 소장에서 세균 증식을 억제합니다.

⑤ 장을 자극하여 장 운동을 활발히 해주고 사하작용(배변 촉진)에 관여합니다.

⑥ 알칼리성인 담즙은 십이지장 내 소화 효소가 작용할 수 있도록 장내 환경을 약알칼리성으로 중화시켜 줍니다.

> 담즙은 이렇게 무한히 좋은 역할만 하는 것은 아닙니다. 많은 지방질을 섭취하면 그 지방질을 소화·흡수시키기 위해 과량 분비된 담즙은 소장에서 만족할 만한 재흡수가 안 되어 대장으로 넘어가 대장암의 요인이 되기도 합니다.

담즙의 주요 구성성분인 담즙산염, 빌리루빈, 콜레스테롤은 담즙에 섞여 배설되었다가 대부분은 장에서 재흡수되어 문맥을 거쳐 간으로 다시 돌아오는 장간순환을 합니다.

따라서 콜레스테롤이 부족한 경우에는 이 콜레스테롤의 재흡수가 좋은 일입니다.

　　그런데 비만 등 콜레스테롤이 많은 사람은 싱싱한 야채, 당분이 적은 과일 등의 섬유질로써 콜레스테롤의 흡수를 억제할 수 있으므로 섬유질 음식을 많이 먹어야 합니다.

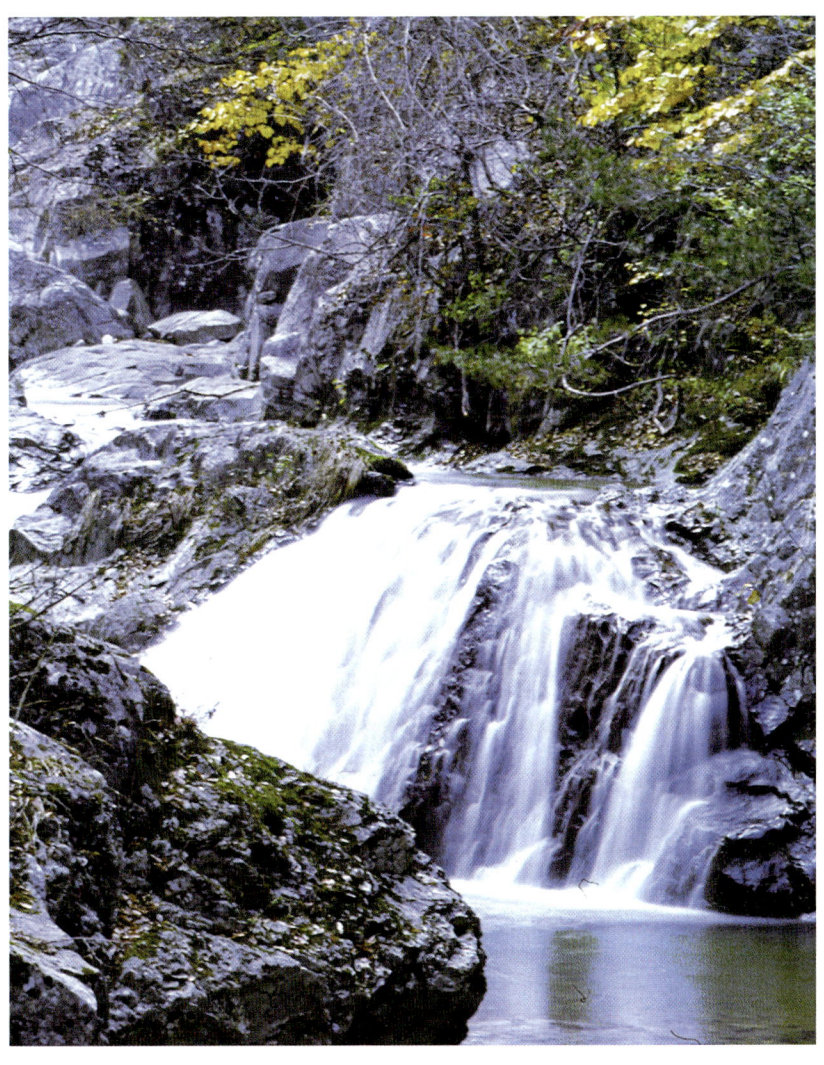

[담즙의 성분]

담즙은 알칼리성으로 거의 97%가 물이고 주성분은 ▶담즙산염과 ▶황갈색의 담즙색소인 빌리루빈 ▶콜레스테롤, 지방산, 인지질, 레시틴 등입니다.

담즙산염은 간장에서 콜레스테롤을 이용하여 만들고, 담즙에 섞여 십이지장으로 배출되어 지방질의 소화·흡수를 돕고, 일부는 대변에 섞여 배설되는데 대부분은 장관에서 재흡수되어 간문맥을 거쳐 간장으로 다시 돌아오는 장간순환을 합니다.

빌리루빈은 비장에서 수명이 다한 적혈구가 파괴될 때 헤모글로빈에서 생성되는 황갈색 색소입니다.

이 황갈색의 빌리루빈은 담즙과 함께 십이지장으로 배출되어 일부는 대변에 섞여 배설됩니다.

그리고 일부는 포합형 빌리루빈 또는 유로빌리노겐 형태 등으로 재흡수되는 장간순환을 하는데, 다시 간장으로 가서 담즙의 합성에 쓰이기도 하고, 나머지는 신장으로 배설됩니다.

간정맥

간동맥

문맥

담도

십이지장

소장

담즙은 독성노폐물 배출과 지방질의 흡수에 관여합니다.

담즙산, 빌리루빈, 콜레스테롤은 다시 흡수되어 간으로 돌아갑니다.

〈담즙산, 빌리루빈, 콜레스테롤의 장간순환〉

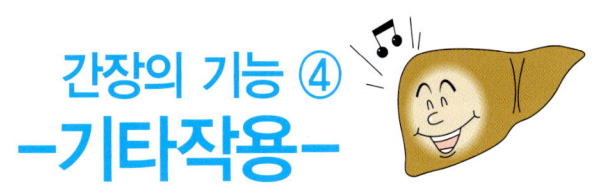

간장의 기능 ④
-기타작용-

▶간장은 혈액 순환량을 조절합니다.

어른의 총 혈액량은 2 l 콜라병으로 3병 정도(5~6 l)의 양인데 이 중 간장은 약 1병 정도(2 l) 또는 그 이상을 가지고 있으면서 혈액 순환량을 조절합니다. 엄청난 양을 가지고 있는 것이며 일종의 저수지나 댐의 기능을 하고 있습니다.

중요한 예로, 심장 기능이 나빠져 심장이 혈액을 충분히 받아들이지 못하면 간은 혈액 보유량을 늘림으로써 혈액 순환량을 조절하여 심장의 부담을 덜어주고, 심장 기능이 좋아지면 다시 혈액 보유량을 줄여서 혈액 순환량을 조절합니다.

또 한 예로 식후에는 위장 등의 활동이 활발해지므로 간장은 저장하고 있는 혈액을 위장으로 가는 양을 늘려서 보내고 운동이나 일을 하면 팔, 다리 등의 근육으로 혈액을 늘려서 많이 보냅니다.

여기서 제일 문제가 되는 것은 '신경을 많이 쓰는 것'입니다. 즉, 머리를 쓰면 많은 혈액이 뇌로 가게 되어 타 장기의 약 3배의 산소와 10배의 영양소가 소비됩니다. 그렇게 되면 간장이 해독해야 할 노폐물 또한 많이 생성됩니다.

☞대안
간경변증일 때는 바보가 되어 잠자는 횟수와 시간을 최대한 늘려야 합니다. "먹고 자고, 먹고 자고"를 반복하십시오.

잠을 잘 때는 뇌, 근육, 위장 등에 많은 혈액을 보낼 필요가 없기 때문에 자연히 간장은 많은 혈액을 저장하게 되고, 산소와 영양분 등이 풍부해진 간은 간세포 재생에 전념할 수 있게 되는 것입니다.

☞ 대안

간경변증 환자는 이뇨작용이 우수한 황색 옥수수차를 평소에 음용하셔야 합니다.

▶간장은 물과 염분의 균형을 유지합니다.

항이뇨 호르몬(알도스테론, 바소프레신 등 소변을 억제시키는 호르몬)의 활동을 억제해서 체내 수분대사를 조절하는 역할을 합니다.

▶간장의 쿠퍼세포가 방어작용을 합니다.
(항체 생성작용, 식균작용)

쿠퍼세포는 세균과 바이러스를 방어하는 항체인 감마 글로부린을 생산하고 매우 강한 식균작용을 합니다.

위장관 중에서 제일 지저분한 곳이 대장인데, 문제가 되는 것이 대장에서 간으로 가는 문맥혈 속의 세균들입니다.

대장 벽에는 세균들이 통과하지 못하게 하는 필터의 기능이 있지만 때때로 문맥혈 속에 세균들이 포함되어 들어올 수 있습니다.

식균력이 강한 쿠퍼세포는 이 세균을 감싸 제거합니다.

▶간장은 체온을 유지합니다.

추울 때에는 간에 혈액을 모아 피부 혈관을 수축시켜 체온이 외부로 빠져 나가는 것을 막습니다. 따라서 간기능이 정상이면 추위나 더위를 잘 견딥니다. 따라서 간기능이 떨어지면 추울 때는 감기에 잘 걸립니다.

제7장

B형·C형 바이러스 간염
정체를 알면 이길 수 있다

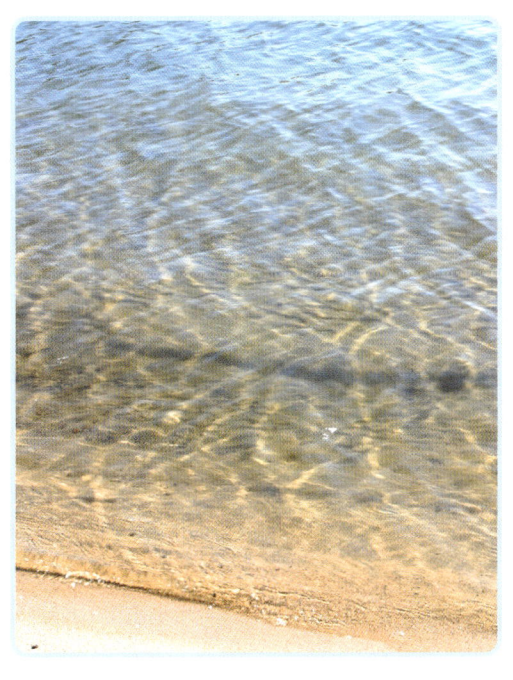

반갑지 않은 불청객
바이러스란?

　　바이러스는 무생물의 특징도 있지만, 증식과 유전 등의 생물체 특유의 성질이 있어 대체로 생물로 간주합니다.

　　보통 생명체는 DNA로 만든 유전자와 그 복사본인 RNA로 만든 유전자가 같이 있습니다. 그런데 바이러스는 다른 생명체와 달리 DNA나 RNA 핵산 하나에 약간의 단백질만을 가지고 있고 에너지를 생산하는 발전소인 미토콘드리아가 없어, 자기 자신의 힘으로는 살 수 없고 숙주세포 즉, 살아있는 세포에만 의존하면서 자기가 증식하기 좋은 세포 속에서만 선택적으로 증식합니다.

　　예를 들어 B형 간염 바이러스는 주로 인간에게, 그 중에서도 인간의 간세포 속에서 기생하면서 증식합니다.

　　동물 바이러스에 의한 병 중에서 DNA 바이러스에 의한 질환은 B형 간염, 홍역, 천연두 등이고, RNA 바이러스에 의한 질환은 C형 간염, 감기 등입니다. 식물 바이러스에 의한 병은 잎 모자이크병 등입니다.

B형·C형 간염 바이러스
전염 경로

B형·C형 간염 바이러스 전염 경로는 혈액이나 혈액제제, 주사바늘, 수술기구, 치과치료, 출산, 타액(침), 정액, 질 분비물, 술잔, 면도칼, 모유, 손톱깎이, 귀 후비개, 소변 등 이론적으로는 다양하고 가능성이 있지만 실제로 정상적인 사회생활에서는 거의 없다고 보아야 합니다.

다만 B형 간염 바이러스의 경우에는 출산과 성행위로 인한 감염이 대부분입니다.

이처럼 B형·C형 간염 바이러스는 학교, 직장 등의 정상적인 사회생활에서 감염되는 일은 거의 없습니다.

때문에 설사 자신이 바이러스에 감염되어 있다 할지라도 학교, 직장 등의 정상적인 사회생활에서 부당한 대우를 받아서는 안 되고, 자기 자신이 위축되거나 죄의식 같은 것은 더더욱 가져서는 안 되는 것입니다.

B형 간염 바이러스 검사는 1964년부터 시작되었고, 수혈 시 정밀검사로 B형 바이러스에 감염된 혈액을 사용하지 않은 것은 대략 1960년대 말쯤입니다.

☞ 대안

–상식을 지킵시다–

물론 가족 중의 B형, C형 바이러스 보유자가 아가에게 뽀뽀를 한다든지, 칫솔이나 면도날 등을 다른 식구들과 같이 쓴다든지 하는 상식에 벗어나는 상황에서는 얼마든지 바이러스에 감염될 수 있습니다.

☞ **대안**

-예방주사를 맞읍시다!-

B형 바이러스 간염인 경우에 부부 중 한 쪽의 표면 항원이 양성인데(HBs Ag+), 다른 한 쪽이 표면항원 항체가 음성(HBs Ag-, HBs Ab-)이라고 할 때, 평생 살아야 할 부부관계란 점을 감안한다면 감염될 가능성은 거의 100%에 가깝다고 보아야 합니다.

특히 표면항원이 양성인 사람이 e항원마저 양성(HBe Ag+)이라면 더더욱 감염될 확률은 높습니다.

그러므로 상대방에게 사실을 알려서 콘돔을 사용하도록 하거나, 예방주사를 맞도록 권하는 등의 예방에 힘써야 합니다.

그리고 B형 바이러스 간염 예방주사는 1983년부터 실용화되어 2004년도 현재 20대 이하 젊은 세대는 B형 바이러스 간염이 많이 줄었습니다.

C형 간염 바이러스는 1988년 처음으로 미국에서 검사법이 개발되었는데, 대략 1992년부터 수혈 시 감염된 혈액을 사용치 않았기 때문에 특별한 경우를 제외하고는 1992년도 이후에는 수혈에 의한 감염은 없었다고 봅니다.

그래서 1992년도 이전에 수술이나 어떤 질병으로 수혈을 한 사람은 C형 바이러스에 감염되었을 가능성이 있습니다. 그리고 2004년도 현재 C형 바이러스 간염 예방주사는 개발되어 있지 않습니다.

B형 간염 바이러스의 경우 2004년도인 지금은 결혼생활에서 성관계에 의한 감염은 얼마든지 예방이 가능하고, 설사 성관계로 감염되었다 할지라도 바이러스라는 병원균의 특성상 감염을 받은 자신의 면역체계에도 문제가 있다고 봅니다.

그래서 결론을 말씀드리면 2004년도 현재는 B형 간염 바이러스의 출산과 성행위로 인한 감염을 제외하면 B형·C형 바이러스 감염은 직장, 학교 등의 정상적인 사회생활에서는 거의 없다고 보아야 합니다.

B형·C형 바이러스 간염
정체를 바로 알자

인체의 면역체계가 면역반응을 일으켜 바이러스를 적으로 인식하고, 바이러스를 퇴치하려고 공격하는 과정에서 간세포가 파괴되는 과정을 바이러스 간염이라 합니다.

B형·C형 바이러스 간염은 바이러스가 여러 경로를 통해 타인의 혈액 중으로 들어가면 혈액을 타고 간으로 가, 간세포 막을 무사 통과하여 간세포핵의 유전자 DNA에 붙어 기생하면서 증식을 합니다. 결국 간세포는 뜻하지 않게 바이러스 생산공장(증식처)이 되어버립니다.

잠복기인 얼마 동안은 인체의 면역체계가 바이러스를 적으로 인식하지 못해 공격하지 않으므로 간세포 파괴는 없습니다.

또한 바이러스는 간세포를 공격한다든지, 파괴할 능력은 없습니다. 때문에 잠복기에는 어떠한 자각증세도 없고, GOT·GPT 값 상승 등의 간염 증세도 없으며, 간 기능(혈액검사)이나 초음파 상으로도 정상입니다.

그러다가 우리 몸의 면역체계인 아군 T 임파구 등이 면역반응을 일으켜 바이러스를 이물질로 인식하고 바이러스를 공격한다는

☞ **대안**

바이러스 증식처인 일부 간세포가 파괴된다는 것은 바이러스 파괴를 뜻하므로 이 일시적인 간염(GOT·GPT 값 등의 일시적인 상승)의 상태가 나쁜 것이 아니고, 진짜 문제는 면역체계의 이상으로 완벽한 대규모 공격이 안 되어 소수 바이러스가 일부 간세포 속에 잔존해 있으면서 지속적으로 증식해 나가는 게 문제입니다.
그러므로 평소에 음주, 흡연이나 과다한 스트레스에 노출되지 않도록 해서 자신의 면역체계가 약화되지 않도록 힘써야 합니다.

것이 결국은 바이러스가 기생하여 살고 있는 간세포까지 공격하게 되어 바이러스도 파괴되지만, 소중한 간세포까지도 파괴되는 과정입니다.

(GOT, GPT, 빌리루빈 값 등의 상승)

☞ 참고

GOT와 GPT 값이 급격히 상승하는 것은 간세포 내 바이러스의 급격한 증식에 대하여 면역계에서 정상적인 중화 항체를 생산(체액성 면역)하지 못하고, T 임파구를 중심으로 한 공격 및 파괴(세포성 면역)만이 과항진 됨으로써 발생되는 것입니다.

따라서 GOT, GPT 값을 떨어뜨리도록 노력하는 시도 자체가 바람직하지 않는 건 아니지만, 바이러스를 억제하는 중추적 역할이 된다고는 볼 수 없으므로 면역계의 정상화를 위한 또 다른 적극적인 시도(바보요법 등)가 필요할 것입니다.

바이러스성 급성 간염의
4단계 진행과정

바이러스성 급성 간염의 증상은 여러 가지 형태로 나타납니다. 비교적 증상이 뚜렷한 전형적인 바이러스 급성 간염은 바이러스 감염 후 주로 잠복기, 전구기, 황달기, 회복기로 구분합니다.

잠복기

잠복기는 바이러스 감염 후 발병할 때까지의 기간을 말하는 데 바이러스 감염 후 바이러스가 간세포에서 증식은 하지만 우리 몸의 면역체계가 바이러스를 적으로 인식하지 못해 공격하지 않기 때문에 간세포 파괴는 없는 기간입니다. 즉 간염은 발생되지 않은 상태입니다.

따라서 어떠한 자각증상이나 GOT, GPT, 빌리루빈값 상승 등의 혈액검사상 이상은 없습니다.

그러다가 잠복기 말기가 되면서 발병하기 시작합니다. 이때는 간세포에서 바이러스 증식이 왕성하여 혈액 중에 바이러스량이 많아져, 면역체계의 공격으로 일대 전쟁이 시작됩니다.

전구기

우리 몸의 면역체계인 아군 T 임파구가 바이러스를 적으로 인식하고 공격하면 간세포가 파괴됩니다.

왜냐하면 바이러스를 없애려면 바이러스가 기생하면서 증식하는 곳, 즉 바이러스 생산공장(증식처)인 간세포를 공격하게 되어 나쁜 바이러스도 파괴되지만 소중한 간세포까지 파괴됩니다.

이렇게 전구기에는 간세포 파괴가 본격적으로 시작됩니다.

전구기의 대표적 증상은 몸살을 동반한 극도의 피로감과 위장병 증세입니다.

감기 몸살과 비슷하게 미열이 나고, 근육통 등이 발생하면서 어찌할 바를 모를 정도의 극도의 피로감입니다.

그리고 위장병과 비슷한 오심, 구토, 식욕부진, 소화불량, 복통, 변비, 설사 등이 나타나기도 합니다. 또한 그렇게 즐기던 술, 담배, 커피 맛이 떨어집니다.

황달기

갑작스럽게 나타나는 황달은 급성 간염이라는 것을 가장 강력하게 시사해주는 대표적인 증상입니다.

담즙은 간장에서 생산되어 담도를 통해 십이지장으로 배출됩니다. 간장은 이 담즙을 이용해서 자신이 해독시킨 유독물질을 배출시키기도 하고, 소장에서 지방질의 소화 흡수를 돕는 등 중요한 일을 합니다.

그런데 간세포가 대량 파괴되면 간기능이 저하되어 담즙이 담도를 통해 십이지장으로 배출이 안 되게 됩니다.

이렇게 되면 담즙의 성분인 빌리루빈, 담즙산염 등이 혈액 중으로 역류되어 황달 증세가 나타납니다.

혈중에 많아진 담즙색소인 빌리루빈 때문에 눈 흰자위와 눈 주위를 비롯한 얼굴, 그리고 손바닥, 발바닥 등 전신 피부가 노랗게 변합니다.

그리고 담즙의 주성분인 담즙산염 때문에 피부는 몹시 가려워 심할 경우는 피가 날 정도로 몹시 가렵기도 하고, 가려움 때문에 잠을 못 이룰 정도입니다.

대변 색은 건강할 때에는 황갈색의 담즙 색소인 빌리루빈이 대변에 많이 섞여 황갈색을 띠지만, 황달이 오면 희뿌연 색으로 변합니다.

소변 색은 건강할 때에는 맑은 색을 띠지만, 황달이 오면 많아진 빌리루빈 때문에 노란 거품과 함께 진한 황갈색으로 변합니다.

회복기

황달이 나타나면서 여러 증세들이 좋아지기 시작합니다. 간 기능이 회복되면서 GOT, GPT, 빌리루빈 값 등이 정상으로 됩니다. 그러면서 피로감이나 오심, 구토, 소화불량, 식욕부진 등의 여러 증세들이 호전되어 갑니다.

대안

회복기에도 절대 안정이 필요합니다.

길어야 2~3개월입니다. B형 바이러스 급성 간염의 경우에 황달기에도 S항체가 나타나지 않기 때문에 황달이 없어지는 회복기에도 절대 안정을 하면서 전문의의 지시에 따라 치료에 전념해야 합니다.

이 회복기에 황달 등의 여러 증상들이 없어졌다고 해서 절대 안정을 하지 않고, 치료를 등한시 하다가 S항체가 생기지 않으면 평생 보유자가 되어 평생 걱정거리가 될 수 있습니다.

명심, 또 명심하시기 바랍니다.

B형 급성 간염의 완치는?

발병 후 보통 2~3개월 이내에(예외의 경우도 있음)
표면 항원이 없어지고, 얼마 후 약 6개월 이내에 표면항체가
생겨 완치됩니다.
반드시 표면항체 생성을 꼭 확인하십시오.
HBs Ab: 양성,
(B형 간염 바이러스 표면항체)

C형 급성간염의 완치는?

'완치'는 매우 어려운 일이어서,
GOT · GPT 값과 그리고 간기능 등이 보통 2~3개월 이내에
(예외의 경우도 있음) 정상으로 되고,
C형 바이러스 핵산이 양성에서 음성으로 되어,
2~3개월마다 다시 검사를 해서 6개월~1년 이상 동일한
결과가 나타나야 비로소 '완치' 되었다고 추정할 수 있습니다.
HCV Ab : 양성
(C형 간염 바이러스 항체)
GOT · GPT 값 : 정상
HCV-RNA : 음성
(C형 간염 바이러스 유전자)

(양성 : +, positive   음성 : -, Negative)

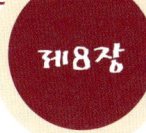

제8장

간경변증을 유발하는
간장질환 3가지

I. B형 바이러스 간염
II. C형 바이러스 간염
III. 알콜성 지방간과 알콜성 간염

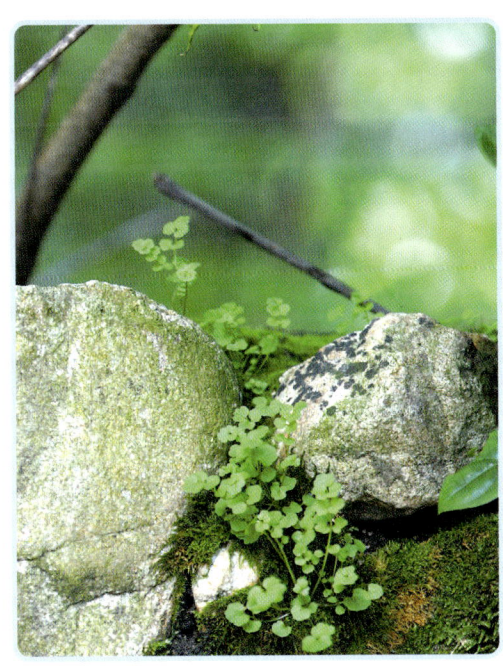

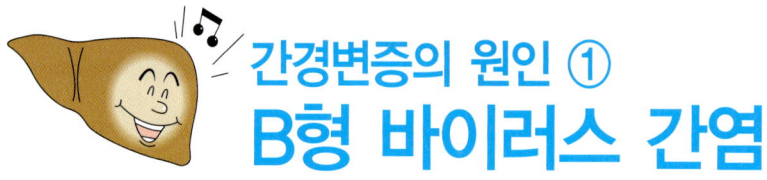

간경변증의 원인 ①
B형 바이러스 간염

　　간경화증의 원인은 많지만 우리나라의 경우에 대부분 B형 바이러스 간염, C형 바이러스 간염, 그리고 알콜성 지방간과 알콜성 간염이 대표적인 주범들입니다.

　　그리고 중복된 경우도 있으나 거의 대부분이 B형 바이러스 만성간염입니다. 그래서 이 책에서는 여기에 국한해서 설명드리고, 특히 B형 간염에 대해서는 좀더 자세히 설명드리겠습니다.

[B형 바이러스 급성 간염]

　　B형 급성 간염은 바이러스 감염 후 인체의 면역반응으로 대부분 무증상 또는 감기 같은 가벼운 증상이 나타나면서 완치됩니다.

　　하지만 GOT · GPT 값이 상승하는 간염 증세와 간 기능 이상 그리고 황달(빌리루빈 값 상승) 등의 간질환 증세가 나타나는 전형적인 B형 급성 간염이 발생하기도 합니다.

　　B형 급성 간염은 발병 후 보통 2~3개월 이내에 혈액 중에 표면항원이 없어지면서(HBs Ag-) 여러 증상들이 없어지고, 얼마

후 약 6개월 이내에 표면항체가 생성되면서 완치됩니다. (HBs Ab+)

주로 성인 감염의 경우인데, 대부분 뚜렷한 증상이 나타나지 않아 자기도 모르는 사이 완치됩니다.

설사 전형적인 B형 급성 간염이 발병한다 해도 대부분 완치되는데, 보고서에 따라 다르나 완치율은 약 90% 이상입니다.

그런데 B형 급성 간염에서 문제가 되는 것은 평소에 질병이나 약물 등의 이유로 면역력이 떨어져 있을 때 바이러스에 감염되거나, 주로 무증상으로 급성 간염 기간을 보낸 사람 중에 술, 약물, 과로 등의 정신적·육체적인 과도한 스트레스로 면역체계에 이상이 오면 B형 급성 간염 발병 후 비정상적인 면역반응이 일어납니다.

발병 후 혈액 검사 시 표면 항원이 양성반응이 나온 후 보통 3개월 이상 지속되면(HBs Ag+) 대부분 평생 'B형 간염 바이러스 보유자'가 됩니다.

주로 급성 간염은 성인 감염의 경우여서 거의 대부분 완치되는데, 매우 특별한 경우에 완치되지 못하고 '보유자'가 되었다 하더라도 대부분 만성간염을 일으키지 않고, '무증세 보유자'로 유지되며 일반적으로 간경화나 간암으로 진행되는 경우는 드물다고 합니다. (물론 예외의 경우도 있습니다)

[B형 바이러스 급성 간염의 치료 경과]

잠복기

　대부분 성인 감염의 경우로 인간의 혈액에서 검출되는 B형 간염 바이러스는 감염 후 간세포에서 기생하면서 증식을 합니다.

　B형 바이러스에 감염된 후 잠복기 얼마 동안은 인체의 면역체계가 바이러스를 적으로 인식하지 못합니다.

　그러다가 잠복기 말인 전구기 직전부터, 간세포에서 바이러스가 왕성하게 증식을 하기 시작합니다.

　그러면 혈액 중에 바이러스량이 많아지고 s항원과 e항원이 나타나면서 발병하는데 이때부터 일대 전쟁이 시작되는 것입니다. (IgM+)(기간은 매우 다양하여 1~6개월 정도입니다.)

　(B형 간염 바이러스가 증식할 때 그 부산물이 e항원입니다. 이때는 혈액 속에 바이러스가 다량 존재하고 전염성도 강합니다.)

s항원 양성 (HBs Ag+)
e항원 양성(HBe Ag+)

전구기

　인체의 면역체계인 아군 T 임파구가 이물질인 바이러스를 적으로 인식하고 공격하는데, 바이러스가 기생하면서 증식을 하는 곳, 즉 바이러스 증식처인 간세포를 공격하게 되어 나쁜 바이러스도 파괴되지만 소중한 간세포까지 파괴되는 것입니다.

　(GOT, GPT, 빌리루빈 값 등 상승. 기간은 보통 약 1주일 전후입니다.)

B형 간염 바이러스 핵항체 면역글로부린 M 양성(IgM HBc Ab+)

황달은 다른 질환에서 거의 찾아볼 수 없는 간·담도질환의 독특한 증세입니다. 황달이 나타나면서 여러 증세들이 호전되기 시작합니다.

면역체계의 총 공격으로 바이러스 증식처인 간세포가 파괴되면 바이러스는 거의 증식을 하지 못하게 됩니다. 그러면 혈액에서 e항원이 없어지고 e항체가 검출되면서 혈액 속의 바이러스 양도 적어지고 전염성도 거의 없어지게 됩니다.

때문에 e항원 양성에서 e항체 양성으로 변화하는 것은 B형 바이러스 간염이 호전되고 있다는 것을 의미합니다. (기간은 약 4주 전후입니다.)

s항원 양성(HBs Ag+)
e항체 양성(HBe Ab+)

회복기

황달이 나타나면서 점차 간질환 증세도 없어지며, 간기능도 회복되며, GOT·GPT 값 상승 등의 간염 증세도 정상으로 되기 시작합니다. 보통 발병 후 2~3개월 이내에 s항원이 없어지면서 여러 증상이 사라지고 6개월 이내에 s항체(표면항체)가 생기면서 완치됩니다. 이것은 곧 '완전 치유', '평생 면역'을 뜻합니다.

(s항체 생성 = HBs Ab : 양성)

s항원 음성(HBs Ag−)
s항체 양성(HBs Ab+)

야호! 축하드립니다.

☞참고
양성 : +, positive
음성 : −, Negative

📌중요

GOT·GPT 값 등이 정상으로 되어 "좋아졌습니다!", "나아졌네요!"라는 말은 '완치'라는 말하고는 하늘과 땅 사이입니다.

여기서 중요한 것은 오직 표면항체(s항체)가 생겨야만 '완치'라는 표현을 쓸 수 있고 안심할 수 있는 것입니다. '표면항체 생성' 외에 다른 어떤 경우도 완치가 아니니 안심할 수 없습니다. 꼭 기억하시기 바랍니다.

치료되는 경과를 정리하면

e항원 소실 (HBe Ag−) → e항체 생성 (HBe Ab+) → s항원 소실 (HBs Ag−) → s항체생성(완치) (HBs Ab+)

일반적으로 B형 바이러스에 감염되었을 경우에 면역체계가 어느 정도 정상인 5세 이상의 사람은 인체의 면역반응이 정상적으로 일어나 대부분 무증상으로 표면항체가 생기거나, 급성 간염 발병 후 보통 2~3개월 이내에 표면항원이 사라지고, 얼마 후 약 6개월 이내에 표면항체가 생기면서 대부분 완치됩니다.

이것은 면역체계의 바이러스에 대한 완벽한 공격으로 인체 내에서 바이러스의 완전한 전멸을 의미하고 완전 치유, 평생 면역을 의미하기도 합니다. B형 바이러스에 관한 한 평생 안심인 것입니다. -축하드립니다-

※B형 급성 간염은 대부분 성인감염(수평감염)으로 완치되는데 특별한 경우에는 완치되지 못하고 만성간염으로 진행되기도 합니다.

→ : 대부분
→ : 일부
⇢ : 극히 일부

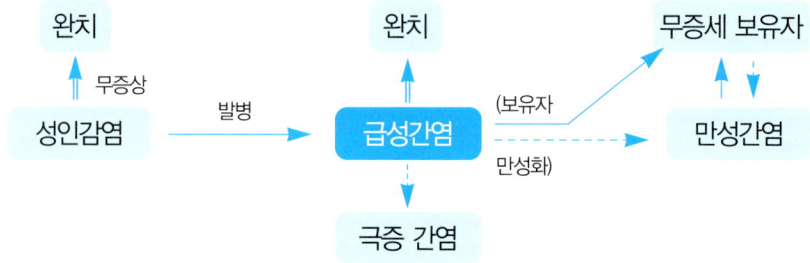

[B형 간염 바이러스 **보유자**와 B형 바이러스 **만성간염**]

B형 바이러스에 감염되어 혈중에 표면항원이 나타난 후(HBs Ag+) 보통 2~3개월 이내에 바이러스를 완전 퇴치시키지 못해 3개월 이상 바이러스가 만성적으로 체내에 남아있는 사람을 통틀어 '보유자'라 하고, 바이러스를 가지고 있다 하여 '캐리어'라고도 합니다.

그리고 간질환 증세가 없고 GOT·GPT 값과 간 기능이 정상인 '무증세 보유자'를 가리켜 '건강 보유자'라고도 합니다.

우리나라의 경우 'B형 간염 바이러스 보유자'의 대부분이 출산시 감염이고, 그 다음이 4~5세 이하의 유아기 때 감염이라 합니다. 이 경우에는 대부분이 급성 간염 발병 없이 '보유자'가 됩니다. 이 '보유자'에게서 발병되는 간염을 'B형 바이러스 만성간염'이라 합니다.

그리고 일부는 질병 등의 건강이 안 좋은 상태에서 감염된 경우인데, 이때는 급성간염이 발병해도 완치되지 못하고 '보유자'가 될 수 있습니다.

▶출산 시 신생아나 4~5세 이하의 유아기 때 B형 바이러스에 감염되면 바이러스가 간세포에서 계속 증식해도 인체의 면역체계가 아직 성숙되지 않아 바이러스를 적으로 인식하지 못해 바이러스 증식처인 간세포를 공격하지 못하고 항체도 만들지 못합니다. 즉 완치되지 못합니다. (HBs Ag+)

이 경우 시간이 지남에 따라 대부분 e항체 양성인 '무증세 보유자'로 남는데, 일부는 간염이 반복되는 '만성간염'을 앓습니다.

이 무증세 보유자 중 많은 사람이 성인이 되어 발병하는 데 급

☞ **대안**

만성화된 '보유자'일지라도 e항체 양성이고 HBV DNA 유전자가 음성이면서 GOT·GPT 값을 20단위 이하로 유지하는 '무증세 보유자'이면 간경화나 간암 같은 중증 간질환으로 진행될 확률은 상대적으로 매우 낮아집니다.

HBe Ab: 양성 (B형 바이러스 e항체)
HBV DNA: 음성 (B형 바이러스 유전자)
GOT·GPT 값: 정상 (20단위 이하)

기억해야 할 것은 '무
증세 건강 보유자' 라
할지라도 표면 항원이
엄연히 존재하므로 상
황에 따라 남에게 전염
가능성이 있고, 만성 간
염이나 간경화로 진행
되기도 하고, 심지어는
직접 간암으로까지 진
행될 가능성이 있다는
것입니다.
때문에 독자의 이해를
돕기 위해 무증세 보유
자와 건강 보유자를 같
은 의미로 쓰고 있지만
엄밀히 말하면 '무증세
보유자' 란 표현이 더
타당하다고 보아야 할
것입니다.

성형태를 띤 간염을 앓는다할지라도 사실상 오랫동안 표면항원양성(HBs Ag+)인 보유자 상태에서 발병한 것이기 때문에 성인 감염의 B형 급성간염과는 달리 만성간염을 앓는 것입니다. 이것은 매우 어려운 일이고, 극소수에서 표면항체가 생성되어 완치되는 경우도 있지만, 대부분 간염이 반복되는 'B형 바이러스 만성간염' 으로의 진행을 의미하기도 합니다.

일부가 B형 만성 활동성 간염을 앓다가 간경화나 간암으로 진행되기도 합니다. 그리고 무증세 보유자에서 직접 간암이 발생하기도 합니다.

▶성인이 되어 B형 바이러스 감염 후 급성간염이 발병하는 경우는 대부분 완치되는 데 매우 특별한 소수의 경우 질병이나 약물, 과로 등의 이유로 면역력이 떨어져 있을 때 감염되면 비정상적인 면역반응으로 '보유자' 가 될 수 있습니다.

급성간염 발병 후 혈액검사 상 보통 3개월 이상 표면항원이 양성으로 나타나면 (HBs Ag+) 바이러스는 인체 내에서 평생 없어지지 않을 가능성이 매우 커집니다.

B형 급성간염 발병 후 보통 3개월 이상 표면항원이 양성으로 나타나면 이것은 결국 바이러스 완전 퇴치 실패, 표면항체 생성 실패를 의미하고 이런 경우의 사람을 가리켜 '보유자' 라 합니다.

예외의 경우도 있겠으나 대부분 이 보유자들은 '무증세 보유자' 로 유지됩니다.

[B형 바이러스 만성간염]

'보유자와 B형 만성간염'에서 설명한 바와 같이 우리나라의 경우 간질환의 대부분이 B형 만성간염입니다. 그리고 'B형 만성간염'을 앓고 있는 대부분이 출산 시와 4~5세 이하의 유아기 때 감염 후 무증세 보유자로 지내다 발병하여 간염이 반복되는 경우입니다.

그리고, 매우 특별한 소수의 경우로 B형 바이러스 감염 후 발병되어 급성 간염을 앓은 후, 완치되지 못하고 만성화되어 간염을 앓는 경우입니다.

> B형 간염 바이러스 보유자에게서 발병되는 간염을 B형 바이러스 만성간염이라 합니다.
>
> 다시말해 s항원 양성으로(HBs Ag+) 간장병 증세와 간기능 이상, 그리고 간세포 파괴와 재생이 반복되는 과정 즉 GOT, GPT, 빌리루빈, ALP, 감마-GTP 값 등이 비정상적으로 오르내리면서 진행되는 간장 실환이 보통 6개월 이상 나타날 때에 'B형 바이러스 만성간염'이라 합니다.

B형 급성간염을 제외하고 평소에 'B형 간염'이라고 말하는 것은 이 'B형 바이러스 만성 간염'을 뜻합니다.

> B형 만성간염의 문제점은 적극적인 치료에 임하지 않으면 계속 진행되어 간경변증과 간암으로 진행될 가능성이 있다는 것입니다.
>
> B형 만성간염은 간경변증을 거쳐 간암으로 진행되기도 하고, 간경변증을 거치지 않고 직접 간암으로 진행되기도 합니다.

☞ 대안

B형 만성간염 치료 시에 꼭 기억해야 할 것은
–e항체 생성과
–유전자 DNA 음성
–GOT · GTP 값이 정상으로 나와 6개월~1년 이상 지속되도록 하는 것입니다.
물론 예외의 경우도 있을 수 있으나 이 3가지가 해결되면 치료의 대성공으로 생각하셔도 됩니다. 우선 e항체 생성과 B형 바이러스 핵산 음성을 목표로 하십시오.

☞ 중요

만성간염일 때 황달 증세가 보이면 중증일 가능성이 많으므로 급성간염일 때와는 달리 심각성을 가지고 치료에 전념하셔야 합니다.
특히 비장이 커져 있는 분은 대부분 간경변증으로 진행될 위험이 있으니 더더욱 절대 안정을 하면서 치료에 전념해야 합니다.

☞**중요**

매우 어려운 일이고, 극소수이지만 B형 만성간염의 경우 자신의 면역체계가 좋아져 표면항체가 생성되어 완치되는 경우도 있는데, C형 만성간염이 저절로 완치되는 경우는 안타깝게도 거의 없다고 보아야 합니다.

☞**참고**

일반적으로 면역관용기(잠복기) 때의 무증세 보유자라 함은
e항원 양성
DNA 양성
GOT·GPT 값 정상.
그리고 e항체 양성인 무증세 보유자라 함은
e항체 양성
DNA 음성
GOT·GPT 값 정상을 말합니다.

B형 만성간염의 증상은 다양하여 급성간염과 비슷한 경우도 있으나 대부분 급성간염보다 약하게 증상이 나타납니다. 그리고 뚜렷한 증세 없이 서서히 진행하는 경우가 많습니다. 특히 C형 만성간염에서는 이런 무증상일 경우가 대부분입니다.

B형 만성간염의 대표적 증상은 피로감, 우상복부의 표현할 수 없는 불쾌감과 우묵한 둔통, 오심, 구토, 식욕부진, 체중감소, 간종대, 황달, 비장종대 등이 있습니다.

※B형 만성간염은 대부분 출산 시 감염(모태감염, 수직감염)이 원인입니다.

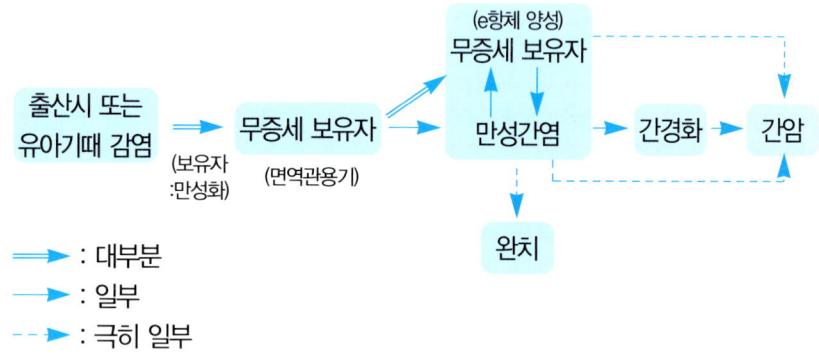

[B형 만성간염에서 애인보다 더 예쁜 e항체]

필자는 e항체를 대단히 중요하게 생각하고 있기 때문에 B형 바이러스 만성간염을 e항체가 '있고', '없고'로 구분해서 설명하겠습니다.

첫째, e항체가 없는 경우입니다.(HBe Ab: 음성)

이런 경우는 e항원이 음성일 때도 있으나 보통 e항원이 양성일 때가 많습니다. (HBe Ag+)

일반적으로 e항체가 생기지 않고, e항원이 있다는 것은 바이러스가 간세포에서 기생하면서 왕성하게 증식한다는 것이고, 그러면 T임파구가 계속 해서 바이러스를 공격하는 과정에서, 바이러스 생산처(증식처)인 간세포가 대량 파괴되는 것입니다.

주로 간염이 활동성일 때가 많습니다. 혈액 중에 바이러스 양도 많고 전염성도 강합니다. 이때는 B형바이러스 유전자 농도가 올라가 높은 양성치를 나타냅니다. (HBV DNA: 양성) 그리고 이때는 GOT, GPT, ALP, 감마-GTP, 빌리루빈 등의 값이 상승할 때가 많습니다.

둘째, e항체가 있는 경우입니다.(HBe Ab: 양성)

이런 경우는 e항원이 음성입니다. (HBe Ag-) 일반적으로 e항체가 있다는 것은 인체의 면역체계가 완전하지는 않지만 어느 정도 강해져 있는 상태입니다.

면역체계인 T임파구의 총공격으로 바이러스가 대량 파괴된 후

☞중요
예외의 경우로 e항체 양성임에도 불구하고 간염이 활동성일 때가 있습니다. 이런 경우는 바이러스 변이 때문일 수도 있습니다.

e항원 양성(HBe Ag+)
에서 e항체 양성(HBe
Ab+)인 상태로 호전되
는 것을 serocon-
version(세로컨버젼)이
라 합니다.

에는 간세포 내에서 바이러스가 왕성하게 증식하지 못하기 때문
에 혈액 내의 바이러스 양도 적고 전염성도 약합니다.

그리고 이제는 T임파구가 바이러스 증식처인 간세포를 공격하
는 것도 줄어들어 간세포 파괴는 거의 없습니다.

주로 간염이 비 활동성일 때가 많습니다. 이때 B형 바이러스
유전자 농도가 떨어져 음성으로 되면(HBV DNA : 음성), B형
만성간염이 90% 정도는 나았다고 보아도 좋습니다.

그리고 이때는 GOT, GPT, ALP, 감마-GTP, 빌리루빈 등의
값이 비교적 안정되어 있을 때가 많습니다.(무증세 보유자)

이런 상태를 최소한 6개월~1년 이상 지속시켜야 합니다.

물론 e항체가 생성되었다 하더라도 엄연히 s항원이 있는 만성 간염 상태이기 때문에 바이러스는 간세포나 혈액 내에 존재해 있습니다.

때문에 전염성이 약할 뿐이지 감염 가능성은 상황에 따라 얼마든지 있을 수 있습니다. 그리고 간세포 파괴도 거의 없는 것이지 전혀 없는 것은 아닙니다.

또한 s항체는 비가역적인데 e항체는 가역적입니다. 즉, s항체는 한 번 생기면 없어지지 않는 것이 원칙인데, e항체는 있다가도 없어지고, 없어졌다가도 다시 생기는 것을 뜻합니다.

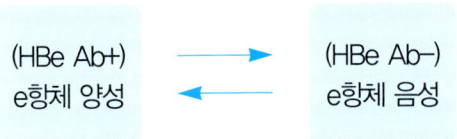

그러므로 방심하지 마시고, e항체 양성인 상태를 최소한 6개월 ~1년 이상 지속할 수 있도록 철저한 식이요법과 정신적·육체적 안정을 하셔야 합니다.

e항원과 e항체의 양성 반응과 음성 반응은 e항원이 음성으로 나왔다고 해서 0(제로)의 의미는 아니고, 어느 검사 기준치 이하이면 음성으로 나오고, 또한 e항체의 양성 반응도 반드시 100%의 완결점을 뜻하는 것은 아니기 때문에, 반드시 음성, 양성으로만 판단할 것이 아니라 그 전 검사 결과의 수치를 반드시 비교해서 판단하는 것이 바람직합니다.

이 설명은 B형 간염 바이러스 유전자(HBV DNA) 검사도 마찬가지입니다.

☞중요

B형 간염 바이러스를 가지고 있는 (HBs Ag +) 여성이 임신을 하려면 반드시 e항체(HBe Ab) 검사를 해야 합니다.

산모가 e항체가 양성이고(HBe Ab +) HBV DNA 유전자 값이 낮아 음성(-)이면 아가에게 수직감염이 될 가능성은 적습니다.

그러나 산모가 e항원이 양성(HBe Ag +)이고 HBV DNA 유전자 값이 높아 양성(+)이면 아기에게 수직감염이 될 가능성은 매우 높습니다.

어느 경우이든 아가에게 감염될 가능성이 있으므로 출산 시 반드시 전문의와 상의하여 수직감염(모태감염)을 막아야 합니다.

보고서에 의하면 2004년도 현재 우리나라의 경우 간질환의 대부분이 B형 만성간염이고, B형 간염 바이러스 보유자 중 가장 큰 원인이 출산 시 감염되는 모태 감염이라 합니다.

☞대안

때문에 임신을 원하는 여성은 임신 전에 미리 e항체 양성과 HBV-DNA 유전자 음성이 되도록 하는 노력이 필요할 것입니다.

[B형 바이러스 만성 간염! 무증세 보유자! 간경변증이나 간암이 올 수 있습니다]

앞장에서 B형 바이러스 만성간염을 e항체가 있는 경우와 없는 경우로 구분해서 설명 드렸습니다.

하지만 좀 더 엄밀히 말씀드리면 어떤 경우이든 오랜 세월을 두고 볼 때에 만성간염은 계속 진행되고 있다고 보아야 합니다.

왜냐하면 B형 만성간염은 간세포가 파괴되는 질환이고, 간세포는 파괴되면 기적과 같은 놀라운 재생능력으로 복구됩니다.

여기서 문제가 되는 것은 파괴 정도와 기간입니다.

간장질환은 간세포가 파괴와 재생이 반복되면서 진행되는 질환이기 때문에, B형 만성간염은 오랜 세월을 두고 볼 때에 적극적인 치료에 임하지 않으면 일부 간경변증이나 간암으로의 진행은 계속될 수도 있다고 보아야 합니다.

간경변증을 예로 들면, GOT · GPT 수치는 간세포 파괴 정도를 나타내는 것이고 이 파괴와 재생이 반복하는 과정에서 재생된 세포(재생결절: 딱딱한 조그만 덩어리)가 복구가 안 된 부분에서 생겨난 섬유질에 의해 감싸이게 됩니다.

즉, 간이 섬유화하여 굳어지면서 정상적인 간세포가 현저하게 줄어 간기능이 비정상적인 상태로 되어버린 것을 간경변증(간경화증)이라 합니다.

☞ 대안

B형 만성간염의 경우에 e항체가 양성으로 되고 유전자 DNA가 음성으로 나타나면 GOT · GPT 값을 20단위 이하로 유지하는 게 가능해집니다.

GOT · GPT 값 20단위 이하로 유지

바이러스 만성간염 상태에서 GOT · GPT 값이 높으면 높을수록 그만큼 간세포 파괴가 심하다는 것이고 그것은 곧 간세포 파괴와 재생의 반복이 빨리 진행된다는 것을 의미합니다. 결과적으로 간경변증이나 간암으로의 진행이 빠르다는 것을 의미할 수도 있습니다.

그러므로 GOT · GPT 값은 간세포 파괴 정도 즉, 간질환의 진행속도를 감지할 수 있으므로 간장병에서 매우 중요합니다.

B형 만성간염에서 이런 상태가 지속되면 간경화나 간암으로 진행될 확률은 상대적으로 훨씬 낮아집니다.

☞**대안**

혈액 검사상 B형 간염
바이러스 표면항원 항
체가 없다면 전문의와
상의 후 B형 바이러스
간염 예방주사를 꼭꼭
맞으십시오.

☞**대안**

B형 급성 간염 발병 후
2~3개월 동안은 무조
건 어떠한 일이 있더라
도 '절대 안정'을 해야
하고, 전문의의 지시에
따라야 합니다.
여러 잡다한 사정으로
이 때를 잘못 넘겨 표
면항원이 없어지지 않
고 표면항체가 생기지
않으면, 평생 보유자가
되어 평생 후회합니다.
명심 또 명심하십시오.

[B형 바이러스 감염 후 웃고, 울고]

B형 간염 바이러스 감염 후 과정은 크게 표면항체가 생겨 웃는 경우와, 생기지 않아 우는 경우가 있습니다. 즉, 완치되는 경우와 보유자가 되어 만성화되는 경우입니다.

B형 바이러스 감염 후에는 대부분 다음 세 가지 중 한 가지 과정을 거치게 됩니다. 첫 번째와 두 번째는 대부분 성인감염으로 표면항체(s항체)가 생기기 때문에 평생 면역으로 완치되어 웃는 경우인데 (HBs Ab+), 세 번째는 대부분 출산 시 감염(모태감염)으로 표면항체가 생기지 않아 보유자가 되어 만성화 되는 안 좋은 경우입니다. (HBs Ab-)

첫째, 무증상으로 표면항체가 생기거나, 약간의 감기몸살 정도의 자기도 모르는 사이에 급성간염을 앓는 경우인데, 발병 후 대부분 2~3개월 이내에 표면항원이 없어지고 얼마 후 표면항체가 생겨 완치되어 웃는 경우입니다.

(HBs Ab+) 축하합니다.

둘째, 몸살을 동반한 극도의 피로감, 식욕부진, 오심, 구토, 황달 등의 증세가 나타나는 전형적인 급성간염을 앓는 경우인데, 발병 후 대부분 2~3개월 안에 표면항원이 없어지고 얼마 후 첫 번째와 같이 표면항체(s항체)가 생겨 완치되어 웃는 경우입니다.

(HBs Ab+) 축하드립니다.

셋째, 표면항체가 생기지 않아 보유자가 되는 경우입니다.

앞장에서 설명한 바와 같이 '보유자'의 대부분이 출산 시 감염 되는 모태감염(수직감염)인 경우와 4~5세 이하의 유아기 때 감 염되는 경우입니다.

시간이 지남에 따라 거의가 '건강 보유자'로 유지되다가 성인 이 되면 많은 사람이 발병하는 데 그 중 일부가 만성 활동성 간염 을 앓다가 간경화나 간암으로 진행되기도 합니다.

매우 소수의 경우로 성인감염인데 질병이나 약물 등으로 면역 이 떨어져 있을 때 감염되어 자신의 면역체계에 이상이 와서, 정 상적인 면역반응이 일어나지 않는 경우입니다.

그래서 B형 바이러스에 감염되어 급성 간염 발병 후 3개월 이 상 표면항원이 남아 있으면(HBs Ag+), 예외의 경우도 있으나 대부분 끝내 표면항체가 생기지 않고 '보유자'가 됩니다.

이 보유자는 대부분 '무증세 보유자'로 유지됩니다. 안 좋은 경 우입니다.(HBs Ab-) 죄송합니다.

왕대안 ⇒ **[B형 간염! 예방이 가능합니다!]**

▶자신이나 어린 자녀들이 B형 간염 바이러스에 대한 표면항체 (s항체)가 있는지 없는지도 모르고 사는 간 큰(?)사람들이 있습니다.

이런 분들은 자신은 물론 사랑하는 가족에 대해 너무나 무책임한 분들입니다. 표면항체가 있는지 없는지 모르는 분들은 지금 당장 가까운 동네 병원으로 가서 간단한 혈액검사만 하시면 됩니다.

만일 표면항원 항체가 없다면 전문의의 지시에 따라 간단한 예방주사만 맞으면 되는 것입니다. 예외의 경우도 있으나 보통 한 달 간격으로 3회 접종하여 표면항체가 생기면 B형 바이러스 간염에 관한 한 평생 안심입니다.

혈액검사도 너무 간단하여, 결과도 2~3시간 후면 알 수 있고 예방주사도 감기 걸렸을 때 엉덩이에 맞는 주사보다도 더 간단한 주사입니다.

이렇게 전혀 복잡하지도 않고, 큰 비용도 들지 않는 이 간단한 과정을 모르거나 게을리 하여 잘못하면 B형 급성간염이나 또는 평생 B형 만성간염에 시달리다가 결국 간경화, 간암으로까지 진행되기도 하니 얼마나 안타까운 일입니까?

"B형 간염에 대한 표면항체가 있으십니까?"

필자가 이렇게 물었을 때,

"표면항체가 뭔데요?"

이렇게 답변하는 분이 종종 있습니다.

필자가 이 글을 쓰고 있는 이 순간에도 안타까운 마음에 피가

중요

C형 만성 간염이나 C형 바이러스성 간경변증일 때에도 B형 간염 바이러스 항원 항체가 없다면 전문의와 상의하여 B형 간염 예방주사를 "꼭, 맞아야 합니다."

왜냐하면 복합 감염이 되면 악화될 가능성은 상대적으로 훨씬 많아지기 때문입니다.

끓습니다.

사랑하는 가족을 위해서라도 빨리 검사하십시오. 특히 어린 자녀들….

없다구요? 그러면 지금 당장 맞으십시오!…

▶예방주사를 3회 접종하기는 했지만 표면항체가 생겼는지 안 생겼는지를 모르고 있는 분들이 계십니다. 이런 분들도 가까운 병원으로 가서 과거에 예방주사를 맞았다는 사연을 말씀드리고, 간단한 혈액검사만 하시면 됩니다.(예외의 경우도 있을 수 있습니다.)

물론 결과는 2~3시간 후면 확인이 되니 만일 표면항원이 없고, 표면항체가 생기지 않았다면 전문의의 지시에 따라 예방주사를 다시 매달 3회 접종하여 표면항체가 생기도록 해야 합니다.

특별한 경우를 제외하고는 재접종을 하면 대부분 표면항체가 생깁니다. 주의사항은 처음 예방 접종했을 때, 표면항체가 생기지 않는 경우는 유전적인 요인도 있을 수 있으나 대부분 약물, 음주, 흡연 그리고 과로 등의 심각한 스트레스가 원인이 될 수 있습니다.

그러므로 재접종 시에는 각별히 정신적·육체적인 안정을 취하면서 시행하셔야 실수가 없을 것입니다.

[B형 간염 바이러스 표지자]

(HBV : B형 간염 바이러스)

① HBs Ag(표면항원, s항원)

B형 간염 바이러스의 표면항원을 뜻합니다. HBs Ag(표면항원)은 B형 바이러스에 감염되어 있는지, 안 되어 있는지를 판단하는 것이므로, B형 바이러스 표지자 중 제일 중요한 결정적인 것입니다.

따라서 혈액검사 시 s항원이 양성(HBs Ag +)이면 B형 바이러스에 감염되어 B형 바이러스가 혈액과 간세포 안에 있다는 것을 의미합니다.

그런데 혈액검사에서 B형 간염 바이러스 표면항원이 양성인데(HBs Ag+), GOT・GPT값 등이 정상이면서, 간질환 증세가 없으면 보통의 경우는 B형 간염 바이러스의 무증세 보유자이고, GOT・GPT 값 등이 정상이 아니면서 간질환 증세가 있다면, B형 바이러스 급・만성간염일 가능성이 높습니다. 이때는 두 경우 다 주로 표면항원 양성(HBs Ag+), 표면항체 음성(HBs Ab -)으로 나타납니다.

보고서에 따라 다르나, 우리나라의 경우 성인의 약 10% 정도가 B형 간염 바이러스 보유자(HBs Ag+)라 합니다.

② HBs Ab(표면항체, s항체) Anti-HBs

B형 간염 바이러스의 표면항체를 나타내는 말입니다. HBs Ab(표면항체)는 B형 바이러스에 감염되었다가 완전면역이 생겼

는지 아닌지를 판단하는 것이므로, B형 바이러스 표지자 중 제일 소중하고 좋은 것입니다. 평소에 흔히 '항체'라고 말하는 것은 이 표면항체(S항체)를 말하는 것입니다.

혈액검사 시 표면항체 양성(HBs Ab+)이면 표면항원 음성(HBs Ag-) 즉, B형 바이러스가 혈액과 간세포 안에 없다는 것을 의미하므로, B형 바이러스 표지자 중 '완치' 되었다는 가장 강력하고 확실한 증거입니다.

이것은 곧, B형 바이러스에 감염되었다가 완전히 치유, 회복되었거나, B형 간염 예방주사를 맞아 항체가 생겨 성공한 경우에 혈액에서 검출됩니다.

즉, B형 간염 바이러스에 대해 완전면역, 즉 저항력이 생겼다는 것이고 완전치유회복을 의미합니다. 극히 예외는 있지만 다시 B형 바이러스 간염에 걸리지 않고 평생 면역이 됩니다.

야호..! 축하드립니다!

이때는 표면항원 음성(HBs Ag-), 표면항체 양성(HBs Ab+)으로 나타납니다.

③ HBe Ag(e항원)

B형 간염 바이러스의 e항원을 나타내는 말입니다. 아주 못된 놈입니다. e항원은 s항원 양성(HBs Ag+)인 혈액에서만 검출됩니다.

e항원은 B형 바이러스의 왕성한 증식과정에서 만들어지는 부산물로 e항원이 양성(HBe Ag+)이면 간세포에서 바이러스 증식이 왕성하여 혈액 내에 바이러스 양이 많아 전염성이 강합니다.

☞중요

드문 경우이지만 B형 바이러스 변이 때문에 예외의 경우도 있을 수 있습니다.
이런 경우는 HBV DNA 유전자 검사로 확인할 수 있습니다.

☞중요

B형·C형 바이러스 전염 경로는 이론적으로는 다양하고 가능하지만 학교, 직장 등의 정상적인 사회생활에서 실제로는 거의 없다고 보아야 합니다.
단지 B형 간염일 경우에 e항원이 양성일 때는 성 관계로 인한 점막으로의 감염 위험성은 매우 높습니다.
그리고 e항원이 양성(HBe Ag+)인 임산모의 아기는 출산 시에 수직감염(모태 감염)이 될 확률이 높으니 반드시 전문의와 상의하여 예방하도록 하여야 합니다.

이때는 B형 바이러스 유전자 농도가 올라가 양성입니다.

HBV DNA : 양성

(B형 바이러스 유전자)

주로 GOT · GPT 값 등이 상승하면서 간염이 활동성일 때가 많습니다.(B형 만성활동성 간염)

④ HBe Ab(e항체)

B형 간염 바이러스의 e항체를 나타내는 말입니다. 애인보다 더 예쁜 ♡입니다.

e항체 양성(HBe Ab+)이면 간세포에서 바이러스 증식이 왕성하지 않아 혈액에 바이러스 양이 적어 전염성이 거의 없는 약한 상태입니다.

e항체 양성이면서 B형 바이러스 유전자 농도가 떨어져 음성으로 되면, B형 만성 간염은 90% 정도 나았다고 생각해도 좋습니다.

때문에 B형 바이러스성 간경변증 치료 중에도 e항체가 생기고,

DNA유전자 음성, GOT · GPT 값이 정상으로 되면 대단히 좋은 현상입니다.

B형 바이러스 e항체(HBe Ab: 양성)

B형 바이러스 유전자(HBV DNA: 음성)

GOT · GPT 값, 정상 (20단위 이하)

이때는 GOT · GPT 값 등이 안정되어 있으면서 간염이 비 활동성일 때가 많습니다. (무증세 보유자)

여기서 주의할 점은 e항원항체는 가역적입니다. 즉, e항체는 s

항체와 달리 생겼다가도 없어지고, 없어졌다가도 생기는 것이므로(HBe Ab+ ⇄ HBe Ab-) e항체가 생겼다 해서 s항체가 생기지 않는 한 절대 방심해서는 안 됩니다.

⑤ HBV DNA probe(디엔에이 프로브)

B형 간염 바이러스의 유전자 구성 물질인 핵산 DNA를 의미합니다. B형 간염 바이러스의 유전자 검사인데, GOT·GPT 값 상승 등의 간염 증세가 있는데, 바이러스 돌연변이 등으로 간염의 원인이 확실하지 않을 때, 현재 B형 간염 바이러스에 감염된 상태인지 아닌지를 확인하는 검사입니다.

즉, 혈액 중에 B형 간염 바이러스가 있나? 없나?를 가장 명쾌하고 확실하게 알 수 있는 검사입니다.

또한, 간세포에서의 바이러스 증식 정도와 혈액 내의 바이러스량을 측정하는 검사이므로, 혈액검사에서 B형 바이러스의 유전자(DNA) 농도가 올라가 양성반응이 나오면, B형 간염 바이러스에 감염되어 있고, 간세포에서 바이러스의 증식이 왕성하여, 혈액 중에 바이러스량이 많아져 전염성이 강하다는 것을 의미합니다.

때문에 B형 만성간염이나 B형 바이러스성 간경변증 치료 시에 HBV DNA 유전자 값이 떨어져 음성으로 나오면, 호전되었음을 매우 강력하게 시사해주는 명쾌하고 확실한 검사입니다.

그리고 B형 바이러스성 간경변증 치료 시에 e항체가 양성으로 나타나고 (HBe Ab +), HBV DNA 유전자 값이 떨어져 음성으로 나타나면 (HBV DNA -), GOT·GPT 값을 20단위 이하로 유지하는 것이 가능해집니다. 그렇게 되면 간경변증의 큰 원인이 왕창 해결된 것으로, B형 만성간염이 90% 정도는 좋아진 걸로 보아도 무방합니다.

이런 상태를 필자의 철저한 바보요법의 도움 등으로 최소한 6개월~1년 정도를 유지시키십시오. 이렇게 되면 '간경변증'이란 친구는 도저히 창피해서 못살겠다고 슬슬 떠날 궁리를 하기 시작합니다. 축하합니다.

⑥ B형 간염 바이러스 핵항체(HBc Ab)

B형 간염 바이러스 핵항체의 면역글로부린은 다음의 두 가지가 있습니다.

HBc Ab ┌ Ig M(면역 글로부린 M) : 발병 직후부터 혈중에 약 4개월간 존재
        └ Ig G(면역 글로부린 G) : 회복 후에도 혈중에 수년 또는 그 이상 존재

Ig M은 B형 급성간염 발병 후 혈 중에 나타났다가, 시간이 지날수록 점차 농도가 떨어지면서 Ig G가 혈중에 농도가 올라, 대부분 평생 동안 혈중에 존재하므로

Ig M 양성은 B형 바이러스 감염 후 처음으로 급성간염을 앓고 있는지를 알 수 있고,

Ig G 양성은 과거에 B형 급성간염을 앓았던 경력을 나타내기도 합니다.

물론 완치됐다는 것을 의미하지는 않습니다.(완치는 HBs Ab+)

따라서 혈액검사 시 면역글로부린 M 검사로 B형 급성 간염 여부를 판단하는 것입니다. (B형 바이러스 급성 간염 : HBs Ag+, Ig M+)

[Ig M · HBc Ab : B형 간염 바이러스 핵 항체 면역글로부린 M]

Ig M 은 바이러스 감염 후 처음 발병하는 전형적인 B형 급성 간염인지 아니면 보유자로 지내다 급성형태를 띤 사실상의 B형 만성간염인지를 구별하는 데에도 쓰고, HBV DNA 유전자처럼 발병의 원인이 B형 간염 바이러스에 의한 것인지 아닌지를 판단하는 데에도 쓰이고 있습니다.

B형 바이러스 감염 후 처음 발생하는 B형 급성 간염에서는 혈중에 높은 항체 값을 나타냅니다. (Ig M 양성은 급성간염이므로 약 90% 이상 대부분 완치)

그러나 B형 지속성 만성간염 또는 모자간염이나 유아기 때 감염 후 무증세 보유자 등으로 지내다가 발병하는 간염은 설사 급성형태로 나타난 간염일지라도 사실상 'B형 만성간염' 이므로 혈중에 낮은 항체 값을 나타냅니다.

(Ig M 음성, Ig G 양성상태에서 발생하는 간염은 만성간염이므로 대부분 완치되지 못하고 만성화됩니다.)

[B형 바이러스 만성 간염 요점정리]

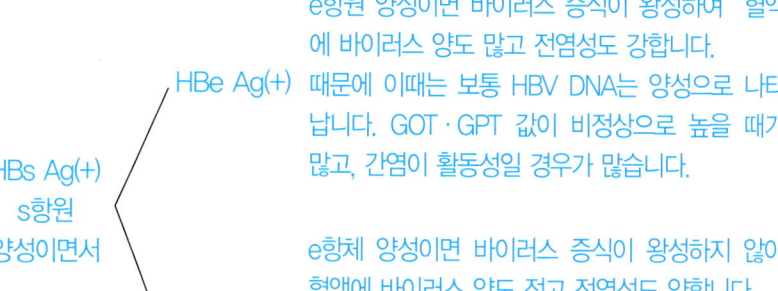

HBs Ag(+)
s항원
양성이면서

HBe Ag(+)

e항원 양성이면 바이러스 증식이 왕성하여 혈액에 바이러스 양도 많고 전염성도 강합니다. 때문에 이때는 보통 HBV DNA는 양성으로 나타납니다. GOT·GPT 값이 비정상으로 높을 때가 많고, 간염이 활동성일 경우가 많습니다.

HBe Ab(+)

e항체 양성이면 바이러스 증식이 왕성하지 않아 혈액에 바이러스 양도 적고 전염성도 약합니다. 이때 HBV DNA가 음성으로 되면 B형 간염 90% 치료.
GOT·GPT 값이 정상일 때가 많고, 간염이 비활동성일 때가 많습니다.

	HBs Ag (s항원)	HBs Ab(s항체)
감염상태 (적극적 치료)	+	−
평생면역 (안심)	−	+
반드시 예방주사 접종해야 함	−	−

〈치료경과〉

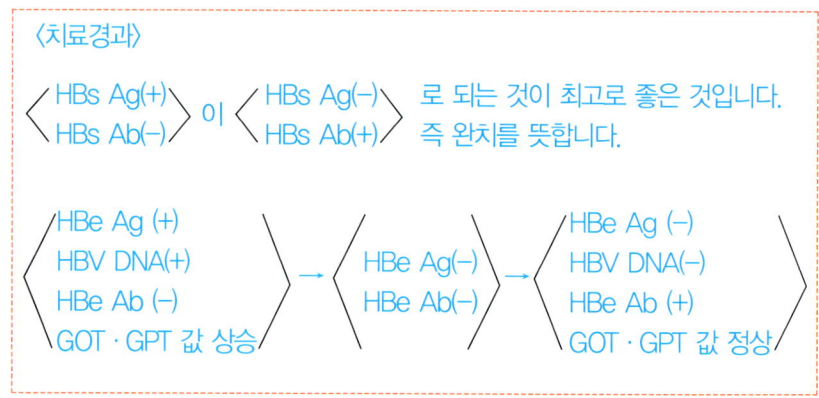

〈 HBs Ag(+) / HBs Ab(−) 〉 이 〈 HBs Ag(−) / HBs Ab(+) 〉 로 되는 것이 최고로 좋은 것입니다. 즉 완치를 뜻합니다.

〈 HBe Ag (+) / HBV DNA(+) / HBe Ab (−) / GOT·GPT 값 상승 〉 → 〈 HBe Ag(−) / HBe Ab(−) 〉 → 〈 HBe Ag (−) / HBV DNA(−) / HBe Ab (+) / GOT·GPT 값 정상 〉

B형 만성 간염이나 B형 바이러스성 간경화증일 때 이렇게 6개월~1년 이상 지속되면, B형 만성간염은 90% 정도 나았다고 보아도 되고, 간경화증은 큰 원인이 제거되었으므로 회복하는 데 큰 도움이 됩니다. 반대의 과정이 나타나면 B형 바이러스 만성간염이 악화되는 것을 의미합니다.

[B형 간염 바이러스 감염 후 진행경로]

※B형 간염 바이러스 보유자의 대부분이 출산 시에 감염된 경우입니다.

➡ : 대부분
➡ : 일부
⇢ : 극히 일부

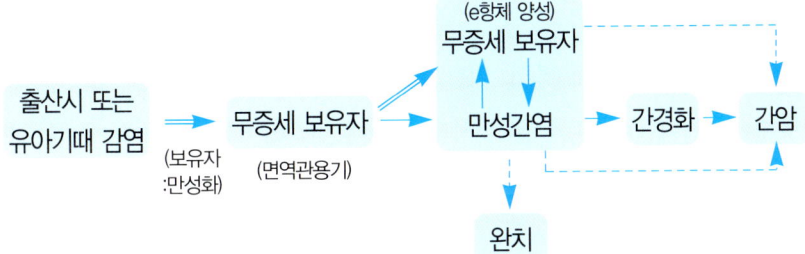

※B형 간염 바이러스 보유자의 일부가 성인이 되어 감염된 경우입니다.

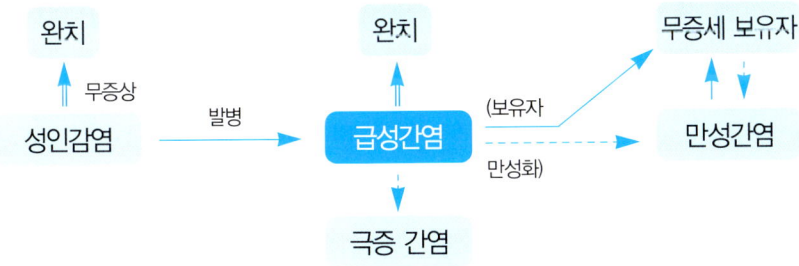

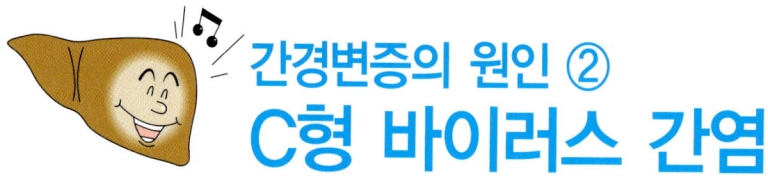

간경변증의 원인 ②
C형 바이러스 간염

C형 간염 바이러스는 RNA바이러스입니다. RNA바이러스는 변장을 너무 잘하는 바이러스입니다.

인체의 간세포 내에서 바이러스가 증식을 시작하면 어느 시점부터 면역체계인 T 임파구가 알아보고 바이러스를 공격하는데 바이러스가 얼른 다른 형태로 바꾸어 버립니다. 이런 것을 '바이러스 변이'라 합니다.

과학자들은 C형 간염 바이러스에 대한 백신 개발에 노력하고 있으나 이런 'RNA 바이러스 변이' 때문에 어려움이 많다고 합니다.

그래서 C형 간염 바이러스에 대한 백신(예방주사)은 2004년 현재 개발되지 않아 자신이 주의하지 않으면 안타깝게도 예방법은 없습니다.

C형 간염 바이러스의 전염경로는 수혈, 혈액 제제, 주사바늘, 출산, 성관계, 면도칼, 키스 등 다양하고, 가능성은 있지만 정상적인 사회생활에서는 거의 없습니다.

단지, C형 간염 바이러스에 대한 검사는 대략 1989년부터 시작하였고 1992년경부터 수혈 시 C형 바이러스에 감염된 혈액을 사용치 않게 되었기 때문에 1992년 이전에 수술이나 어떤 질병으로 수혈을 한 사람은 C형 바이러스에 감염됐을 가능성이 있습니다.

그러나 C형 바이러스에 감염된 일부 사람들 중에는 수술이나 수혈을 받은 적이 없다고 하는 사람도 있는 것으로 보아, 아직은 원인이 분명치 않은 것 같습니다.

C형 간염은 항체가 생기면 C형 바이러스에 감염됐을 가능성이 높습니다.

C형 만성간염은 B형 만성간염에 비해 간경변증을 거쳐 간암으로 진행되는 속도는 늦으나 확률은 대단히 높습니다.

즉, C형 만성간염은 세월이 흐르면 흐를수록 간경화를 거쳐 간암으로 될 확률이 대단히 높아집니다.

그리고, B형 바이러스와 C형 바이러스의 혼합감염인 경우는 간경변증이나 간암으로 진행하는 확률은 더욱 높아집니다.

B형·C형 바이러스 만성 간염일 때에 GOT·GPT 값이 높으면 간세포가 그만큼 많이 파괴된다는 것이고 그것은 간질환의 진행속도가 빨라져서 간경변증이 진행되어 간암으로의 변화가 더 빨리 올 수도 있습니다.

그리고, C형 바이러스 간염에 대한 치료법이 아직 완전하지는 않지만 유전자 검사 등을 통해 조금씩 개발되고 있다고 하니, 전문의를 찾아 치료방법이 있다면 적절한 조치를 서둘러 해야 합니다.

☞ **대안**

때문에 C형 바이러스에 감염되어 만성간염이나 간경변증을 앓고 계신 분들도 B형 간염 바이러스의 항원 항체가 없다면 전문의와 상의하여 반드시 B형 간염 예방 주사를 맞아야 합니다.

C형 급성 간염 회복 후
에는 반드시 완치 여부
를 확인해야 합니다.
HCV RNA : 음성
(C형 바이러스 유전자)
GOT·GPT 값 : 정상
(20 단위 이하)
HCV Ab : 양성
간질환 증세 : 없음
간기능 : 정상
이 검사는 2~3개월마
다 다시 해서 6개월~1
년 이상 동일한 결과가
나와야 안심할 수 있습
니다.

[C형 바이러스 급성간염]

급성 간염이란 주로 간염 바이러스에 의해 발생되는데, 그 외에 담도질환과 알콜, 약물, 독물 등의 중독에 의해서도 발생합니다.

C형 바이러스 급성 간염의 완치는 성인 감염이더라도 매우 어려운 일입니다.

C형 급성 간염은 바이러스 감염 후 비교적 긴 잠복기를 지나 발병하는 데 (HCV RNA+), 발병 후 보통 2~3개월 내에 GOT·GPT 값이 안정되고, C형 바이러스 유전자 농도가 떨어져 양성에서 음성으로 되면 완치되었을 가능성이 있습니다. (HCV Ab:양성) (HCV RNA:음성)

B형 급성간염은 발병 후 S항체가 생기면 완치인데, C형 급성 간염은 HCV RNA(-) 음성을 확인했어도 안심할 수 없습니다. 2~3개월마다 재검사하여 최소한 6개월 이상, 때로는 1년 이상 HCV RNA(-) 음성과 GOT·GPT 값이 정상으로 되어야 '완치' 되었다고 추정할 수 있습니다.

보고서에 따라 다르나 완치율은 매우 낮아 약 10~20% 정도라고 합니다.

C형 바이러스 급성간염에서 문제가 되는 것은 발병 후 6개월 이상 GOT·GPT 값이 안정이 안 되고, 바이러스가 없어지지 않아 C형 바이러스 유전자 농도가 올라가 양성으로 나타나면 (HCV RNA+), 평생 보균자가 되어 대부분 만성화 되는데 만성화율은 대단히 높아 약 80~90%에 이르고, 간경변증을 거쳐 간 암으로의 진행률도 다른 어떤 바이러스 간염보다 높다는 것입니

다.

급성간염에서 만성간염으로의 진행은 보고서에 따라 다르나, B형은 약 10% 정도인데 반해, C형은 약 80% 정도나 되니 얼마나 무서운 병입니까?

더욱더 안타까운 것은 젊었을 때 C형 바이러스에 감염되어 만성화 된 분들은 적극적 치료에 임하지 않으면, 언젠가는 간경변증을 거쳐 간암으로 진행될 가능성이 매우 높다는 것입니다.

그리고 B형 간염은 바이러스 감염 후에 표면항체가 생겨 완치되면(HBs Ab+) 평생 면역이 되는데, C형 간염은 바이러스 감염 후에 C형 바이러스 핵산이 음성으로 되었어도(HCV RNA : Negative), 6개월~1년 이상 재검사로 확인을 해야 되고, 설사 완치되었다 하더라도 평생 면역이 안 되기 때문에 다시 재감염이 될 수 있습니다.

C형 간염의 증상은 급성간염, 만성간염 모두 다 무증상인 경우가 거의 대부분입니다. 이 무증상은 C형 간염의 큰 특징이고, 문제점이기도 합니다. 왜냐하면 간경화증을 거쳐 간암까지 진행되어도 모르고 있는 경우가 있기 때문입니다.

☞ 중요

C형 바이러스 만성 간염은 간경변증을 거쳐 간암으로 진행됩니다.

☞ 대안

GOT · GPT 값을 40단위 이하가 아니고 20단위 이하로 유지하면 간세포가 거의 파괴되지 않는다는 것을 의미합니다.
그러면 C형 만성간염의 진행속도를 늦추게 할 수 있는 것입니다. 즉, 간경화나 간암으로 진행되는 속도는 상대적으로 낮아집니다.
그리고 이미 간경변증으로 진행되었다 할지라도 GOT · GPT 값을 20 단위 이하로 유지하면 악화되는 것을 최소화할 수 있습니다.

[C형 바이러스 만성 간염]

> C형 간염 바이러스 항체가 양성이고 (HCV Ab+), 특히 C형 간염 바이러스 유전자가 양성이면서(HCV RNA+), 간질환 증세가 있다던가, 간기능이 정상이 아니고, GOT · GPT 값이 비정상적으로 오르내리는 간염 증상이 6개월 이상 지속되면 'C형 바이러스 만성간염' 이라 합니다.

평소에 'C형 간염' 이라고 말하는 것은 대부분 'C형 바이러스 만성간염' 을 말합니다. C형 만성간염의 문제점은 오랜 세월을 두고 볼 때에 적극적 치료에 임하지 않으면 언젠가는 간경변증이 오고, 그 간경변증은 간암으로 진행될 가능성이 높다는 것입니다.

그러므로 젊었을 때 C형 바이러스에 감염된 사람은 특히 과도한 단백질 섭취(고기, 우유, 콩물 등), 고당분류(설탕 등), 외식, 소금, 고춧가루, 인스턴트 식품, 감기약 등은 삼가해야 하고 불안, 초조, 과로, 음주, 흡연 등의 정신적 · 육체적 스트레스에 주의해야 합니다.

그리고 정기적으로 전문의를 찾아 검사하는 것을 잊지 말아야 합니다. 왜냐하면 자각증세가 거의 없다는 것이 큰 특징이고 두려운 점이기 때문입니다.

다른 간질환도 마찬가지지만, 특히 C형 만성간염은 진행되어 간경화증이 오고, 간암까지 진행되어도 모르고 지내다가 복수, 황달 등이 온 후에야 발견되는 경우도 종종 있습니다.

안타까운 일이지만 C형 바이러스 만성간염은 적극적 치료를 하지 않고, 오래 지속되면 언젠가는 간경화증이 오고, 간경화증이 온 후 빠르면 2~3년 안에 또는 보통 10년 안팎으로 해서 간암이 올 가능성이 대단히 높습니다.

이런 점에서 C형 간염이 B형 간염보다 훨씬 더 무서운 병입니다.

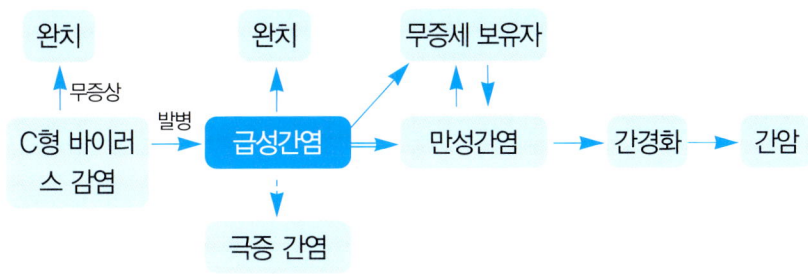

완치   완치   무증세 보유자

⟹ : 대부분
→ : 일부
⇢ : 극히 일부

무증상

C형 바이러스 감염 → 발병 → 급성간염 → 만성간염 → 간경화 → 간암

극증 간염

[C형 간염 바이러스 표지자]

① HCV Ab

C형 간염 바이러스 항체를 의미합니다. C형 바이러스에 감염되면 항체가 생성되는데, 완치 후에도 남아 있습니다.

그러므로 C형 간염 바이러스 항체가 양성이라는 것은, B형과 달리 C형 바이러스에 대한 면역성을 뜻하는 것이 아니고, 현재 감염되어 있거나 과거에 감염된 경력이 있는 경우를 뜻합니다.

GOT·GPT 값이 장기간 상승되어 있는 등의 간장병이 의심되는 증세가 있으면서 C형 간염 바이러스 항체가 양성(HCV Ab +)이면, C형 바이러스에 감염되어 있다고 보아야 합니다. (물론 예외도 있습니다.)

C형 바이러스에 대한 감염여부를 더 정확히 하려면 C형 바이러스유전자검사(HCV RNA 검사)를 해서 양성반응이 나오면 감염된 것이 확실합니다.

② HCV RNA

C형 간염 바이러스의 유전자 구성물질인 핵산 RNA를 의미합니다. C형 간염 바이러스의 유전자검사인데, 현재 C형 바이러스에 감염된 상태인지 아닌지를 확인하는 검사입니다.

C형 바이러스 유전자 RNA는 C형 바이러스에 감염되면 혈액에 검출되었다가, 급성간염 발병 후 완치되면 없어지므로 C형 바이러스 항체가 양성이더라도 GOT·GPT 값과 간 기능 등이 정상이고, C형 바이러스 유전자 RNA가 음성인 상태로 6개월~1년 이상 유지되면 완치되었다고 추정할 수 있습니다.

(HCV RNA: 음성, –, Negative)

⇒ 정리하면,

	C형 급·만성 간염	(6개월~1년 이상 유지되면 C형 급성 간염 완치 추정)
HCV RNA (C형 간염 바이러스 유전자)	양성(+: Positive)	음성(–: Negative)
HCV Ab (C형 간염 바이러스 항체)	양성(+: Positive)	양성(+: Positive)
간질환 증세	있을 수 있음	없음
간기능	비정상일 수 있음	정상
GOT·GPT 값	상승할 수 있음	정상

[B형과 C형 바이러스 간염 비교]

B형 간염 바이러스는 DNA바이러스이고, C형 간염 바이러스는 RNA바이러스입니다.

B형 간염 바이러스에 대한 백신(예방주사)은 1983년도부터 실용화되었으나, C형 간염 바이러스에 대한 백신은 2004년도 현재까지 개발되지 못하고 있습니다.

B형 간염은 항체가 있으면 완치를 의미하지만, C형 간염은 항체가 있으면 C형 바이러스에 의해 감염됐을 가능성이 매우 높습니다.

C형 간염이 B형 간염에 비해 급성간염에서 만성간염으로 가는 정도가 훨씬 높습니다. 그리고 간경변증이나 간암으로 진행되는 가능성도 C형 간염이 매우 높습니다.

보고서에 따라 다르나 B형 급성간염의 완치율은 90% 정도인데, C형 급성간염의 완치율은 매우 낮아 약 10~20% 정도입니다.

성인 감염일 경우 B형 급성 간염은 대부분 완치되나 C형 급성간염은 연령에 관계없이 대부분 보유자가 됩니다.

매우 어려운 일이고 극소수이지만 B형 만성간염인 경우에는 자신의 면역체계가 좋아져 표면항체가 생성되어 완치되는 경우도 있으나, C형 만성간염의 경우에는 C형 바이러스 유전자 RNA가 음성으로 나와 저절로 완치되는 경우는 안타깝게도 거의 없다고 보아야 합니다.

성관계로 인한 감염율은 B형 간염이 C형 간염보다 훨씬 높습니다. 모태감염(수직감염)율도 B형 간염이 C형 간염에 비해 높습니다. 우리나라의 경우에 B형 바이러스 보유자의 대부분이 모태감염이 원인이라고 합니다.

B형 만성간염은 간경변증을 거쳐 간암으로 진행되는 경우도 있고, 간경변증을 거치지 않고 바로 간암으로 진행되는 경우도 있습니다. 그러나 C형 만성간염은 거의 간경변증을 거쳐 간암으로 진행됩니다.

자각증세는 C형 간염이 B형 간염에 비해 훨씬 적습니다. C형 간염은 더 응큼하고, 소리 없이 조용하게 진행하여 간경변증이 되어도 무증상인 분도 있고 심지어는 간암까지 진행되어 있어도 모르고 있다가 황달, 복수 등의 심각한 증세가 나타나서야 발견하는 분도 있다고 합니다.

보고서에 의하면 2004년도 현재 우리나라의 경우에 간장질환의 거의 대부분(약 90% 정도)이 간염 바이러스가 원인이고, 그 바이러스 중 9/10는 B형이고, 나머지 1/10은 C형인데, 일본의 경우는 반대로 바이러스 만성간염의 대부분이 C형으로 보고되어 있습니다.

[B형과 C형 바이러스 간염의 비교 요약]

	B형 바이러스 간염	C형 바이러스 간염	비고
바이러스 종류	DNA 바이러스	RNA 바이러스	
예방주사	있음	없음	
평생 면역	가능	안됨	
수혈 또는 혈액제제의 감염	가능	가능	B형·C형 둘 다 가능성은 있으나 2004년도 현재 현실적으로는 거의 없음
모태감염 (수직감염)	왕창 가능 (2004년도 현재 보균자 중 가장 큰 원인)	가능하나 거의 없음	B형 C형 둘 다 출산 시 주치의와 상의하면 감염을 막을 가능성이 있습니다.
가정 감염 (수평 감염)	가능하나 거의 없음	가능하나 거의 없음	상식을 지키지 않은 경우에는 감염 가능
자각증세	비교적 있다	비교적 없다(거의 무증상)	
성관계 감염	감염(매우 높음)	거의 없음	B형의 경우 e항원이 양성일 때는 감염 확률이 매우 높음
만성간염 진행	일부 진행(약 10%)	거의 진행(약 80~90%)	
간경변 또는 간암 진행과 그 가능성	간경변을 거쳐 간암으로 진행되기도 하고 바로 간암으로 진행되기도 함. 그 가능성은 있다.	간경변증을 거쳐 간암으로 진행 그 가능성은 매우 많다.	
정상적인 사회생활에서의 감염 (직장, 학교 등)	없음	없음	

※2004년도 현재는 B형 바이러스 간염의 경우 출산과 성행위로 인한 감염을 제외하면 결국 정상적인 사회생활에서의 B형·C형 바이러스 감염은 거의 없다고 보아야 합니다.

[B형 · C형 간염 바이러스 감염 후 진행경로 비교]

→ : 대부분
→ : 일부
--→ : 극히 일부

※B형 간염 바이러스 보유자의 거의 대부분이 출산 시의 감염이고, 그 다음이 4~5세 이하의 유아기 때 감염이라고 합니다.

**B형 바이러스
영 · 유아기 때 감염
(거의 만성화)**

출산시 또는 유아기때 감염 (보유자:만성화) ⇒ 무증세 보유자 (면역관용기) → (e항체 양성) 무증세 보유자 → 만성간염 → 간경화 → 간암 / 만성간염 → 완치

※매우 특별한 예외의 경우로 B형 간염 바이러스 성인 감염인데, 급성 간염 후 완치되지 못하고 보유자가 되어 만성화가 되는 경우입니다.

**B형 바이러스
성인 감염
(거의 완치)**

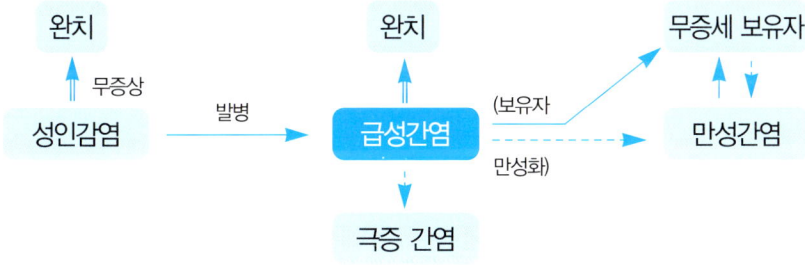

완치 ↑ 무증상 / 성인감염 → 발병 → 급성간염 ⇑ 완치 / (보유자 만성화) → 무증세 보유자 ⇄ 만성간염 / 급성간염 → 극증 간염

※C형 바이러스 급성 간염은 연령에 관계없이 대부분 만성화됩니다.

**C형 바이러스 감염
(연령에 무관하게
대부분 만성화)**

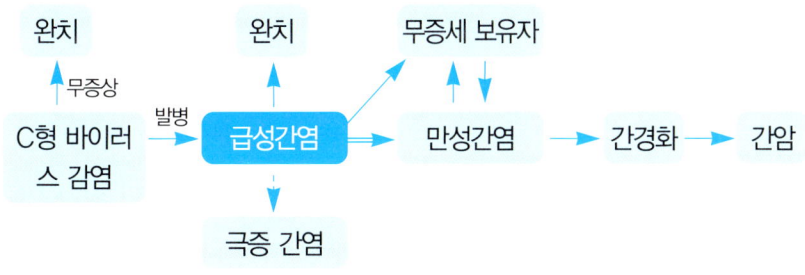

완치 ↑ 무증상 / C형 바이러스 감염 → 발병 → 급성간염 → 완치 / 무증세 보유자 ⇄ 만성간염 → 간경화 → 간암 / 급성간염 → 극증 간염

간경변증의 원인 ③
알콜성 지방간과 알콜성 간염

[지방간이란?] (알콜 · 비만)

글자 그대로 간장에 중성지방이 과잉 축적된 상태입니다. 필자의 바보식이요법으로 대단히 도움이 되는 간장 질환입니다. 간장에서의 지방합성이 비정상적으로 증가되거나, 지방대사(지방분해, 지방산의 연소)가 효율적으로 이루어지지 못함으로 인하여 간장 내에 지방이 과잉 축적된 상태입니다.

지방간의 발병원인은

▶알콜 과다 섭취

▶고 칼로리 식사(고 지방, 고 탄수화물 식사)

▶영양소 결핍 및 흡수 장애(지방산의 산화 과정에 필요한 각종 비타민류 및 미네랄, 레시틴 등)

▶운동 부족

▶ 내분비 호르몬 대사 이상(인슐린, 갑상선 호르몬, 뇌하수체 호르몬 등)

▶기타 : 빈혈(중증의 빈혈) 등입니다.

지방간은 크게 ▶과음으로 오는 알콜성 지방간과 ▶ 비만으로 오는 비알콜성 지방간으로 구분하는데 과음과 비만이 복합해 있는 경우도 있습니다. 때문에 설명은 구분해서 하지만 그냥 '지방간'으로 이해하시면 됩니다.

우리 인체는 먹는 음식에서 생명활동에 필요한 열량을 얻습니다. 그런데 술을 자주 마시게 되면, 특히 술과 안주(음식)를 함께 먹으면 술은 흡수가 빨라서 바로 열량으로 사용되어집니다.

이때 함께 드신 안주는 서서히 흡수되는데, 이미 술로 인해서 몸에 필요한 열량이 충분하므로 과량으로 생성되어진 열량은 간에서 중성지방으로 변하여 간세포에 쌓이게 됩니다.

또한 계속 술을 마시면 알콜 분해가 급하므로 미처 간에 쌓인 지방을 분해하지 못하게 되면서 계속 더 쌓이게 됩니다.

그러면 빨간색이던 간이 누런 기름 덩어리가 쌓인 간으로 변하는데 이것을 '알콜성 지방간'이라 합니다.

알콜성 지방간이 와서 간이 누렇게 변해 부어 있는 데도 용감하게 계속 술을 마신다거나, 방치하면 간세포가 파괴되면서 간에 염증이 생기는데 이것을 '알콜성 간염'이라 합니다.(GOT, GPT, r-GTP 값 등 상승)

알콜성 지방간이나 알콜성 간염상태에서 용감하게 계속 술을 마시면 알콜성 섬유증으로 진행하거나, 알콜성 간염이 심해져 결국 알콜성 간경화증이 올 수 있습니다. 또한, 알콜성 간경화증은 간암으로 진행되기도 합니다.

중요

특히 B형·C형 바이러스 무증세 보유자나 만성간염 환자가 용감하게도 술을 마시면 간경화, 간암과 매우 절친한 사이가 될 수 있습니다.

[비만성 지방간과 비만성 간염]

주로 비만에서 오는 경우가 많습니다. 음식의 과다 섭취로 간장의 탄수화물, 단백질, 지방대사에 이상이 생기면 중성지방이 간장에 쌓이게 되는데 계속해서 과다한 영양분이 들어오면 미처 간장에 쌓인 중성지방을 분해하지 못하게 되면서 중성지방이 축적되어 누런 기름덩어리로 쌓여 부어버린 간을 '비만성 지방간' 이라 합니다.

비만에서 오는 지방간도 술로 오는 지방간 못지 않게 중요합니다. 간, 뇌, 심장, 신장 등의 혈관, 그리고 혈액은 물론 온몸에 중성지방과 콜레스테롤이 쌓이게 되는 비만성 지방간을 방치하면, 비만성 간염을 일으키기도 합니다.

또한 비만성 지방간은 간경화증으로 진행되기도 하고, 신장병, 당뇨병 등이 합병되기도 하며, 동맥경화로 인한 심근경색, 뇌졸중 등 성인병의 원인이 되는 '최고로 나쁜 놈' 입니다.

비만에 지방간이 있으신 분 중에 많은 분들이 심장의 관상동맥에 콜레스테롤이 끼어 심각한 데도, 모르고 사는 분들이 많이 있습니다. 대단히 위험합니다.

이런 분들이 소, 돼지, 닭, 빵, 당분(설탕) 등과 친하게 지내면서, 계속해서 체중 감량을 하지 않고 방치하면

"밤새 안녕하셨습니까?",

"그간 별고 없으셨습니까?"라는 인사말을 머지않아 못 들을 수도 있습니다. 즉, 밤새 안녕하지 못할 수도 있다는 것입니다.

적정 체중 측정방법은 많으나, 가장 간편한 것은

남자 : (키 − 100) × 0.9
남자 키가 170Cm라면 (170 − 100) × 0.9 = 63 Kg,
(5~7Kg 이상 추가하지 마십시오.)

여자 : (키 − 110) × 0.9
여자 키가 160Cm라면 (160 − 110) × 0.9 = 45 Kg,
(5~7Kg 이상 추가하면 정말로 섭섭합니다.)

이렇게 알콜성이든 비알콜성이든 지방간을 방치하면 간경화, 간암, 심근경색, 뇌졸중, 당뇨병 등의 무서운 병이 함께 합병될 수 있는데 지금도 지방간을 대수롭지 않게 여기는 간 큰 분들(?)이 있어 참으로 안타깝습니다. 지방간은 절대 방치해서는 안 되는 중요한 간질환 중의 하나입니다.

"뭐, 술 한 잔씩 하시는 분들은 지방간은 누구나 있지요."

"요즘 그 정도 지방간은 누구나 있지요."

이렇게 말하는 사람하고 친하게 지내면 간경화나 간암과 형님, 동생하고 친해지는 수가 있습니다.

특히, B형·C형 바이러스 간염상태에서 과식과 고기, 술 등으로 지방간이 오면 간경변증이나 간암과 "아이고, 형님", "어이, 아우 반갑네!"하면서 친해지는 확률이 훨씬 높아집니다.

그러므로 이 지방간이 오래 되신 분들은 전문의를 찾아 간은 물론 당뇨병, 고혈압, 심장병, 신장병 등의 검사를 반드시 하셔야 합니다. 방치하시면 머지않아 이런 소리를 듣게 됩니다.

"뭐, 간경화! 아니 그 친구 며칠 전까지만 해도 멀쩡하던데…."

"뭐라구, 중풍… 어쩌다가 그렇게 됐어?"

"그 친구가 그 위험한 심장수술을 했어?"

"엊그제 동창회에서 그렇게 잘 놀고, 잘 마시던 친구가 간경화에 간암이라구 … 설마…? "

"그 친구 배가 많이 부르던데… 그것이 간경화로 인한 복수였구만!"

　　누군가 "40살이 넘으면 건강은 인격"이라 했습니다. 비교적 쉽게 치료 가능한 지방간을 자신의 결단력 부족과 게으름으로 자기 자신을 망가뜨리고 가족들에게 큰 피해를 주는 일이 없도록 합시다.

제9장

간경변증 실체 따라잡기

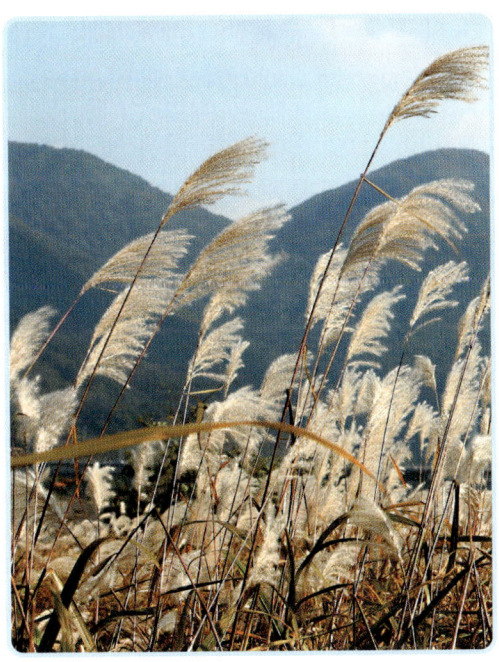

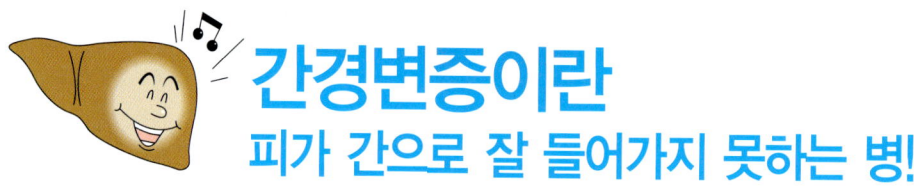

간경변증이란
피가 간으로 잘 들어가지 못하는 병!

간경화란?
"피가 간으로 잘 들어가지 못하는 병"입니다.

GOT·GPT 수치란 간세포 파괴 정도를 뜻합니다. 어떤 원인 (알콜, 약물, 바이러스 간염 등)으로 인해 간세포가 파괴되어 일시적으로 이 수치가 오른 것은 별 문제가 되지 않지만, 오랜 세월 동안 나쁜 원인에 노출됨으로써 간세포의 파괴와 재생이 계속되면 간은 지치게 되고, 더 이상 간세포 파괴를 막기 위해 부드러운 간을 자신이 스스로 실로 동여매는 형상을 띠게 됩니다.

즉, 간세포의 파괴와 재생이 반복되는 과정에서 생성된 재생결절(딱딱한 조그만 덩어리)은 파괴된 간세포 대신 생겨난 섬유질에 의해 감싸이게 됩니다.

그 결과 매끄럽고 부드러운 간 표면은 딱딱해지면서 울퉁불퉁한 자갈밭과 같은 상태로 변하고, 간 내부의 수많은 파이프라인(혈관 등)의 상호 연결은 비정상적으로 변하게 됩니다.

결국 혈액이 간장 내부로 잘 들어가지 못하게 됩니다. 그 결과

정상적인 간세포 수가 현저하게 감소되어 간 기능이 정상이 아닌 상태로 되어버린 것을 '간경화증' 또는 '간경변증'이라 합니다.

간경변증의 진행 정도는 주로 초음파검사와 혈액검사의 합성, 배설, 해독 기능의 값을 참고로 하여 대상성(간경변증 초기)과 비대상성(간경변증 중기, 말기)으로 나누기도 합니다.

① 대상성 간경변증 (간경변증 초기)

증세는 만성간염과 비슷하나, 조금만 자세히 살피면 만성간염과 구별되는 증상들이 나타납니다. 합성, 배설, 해독기능에 조금씩 이상이 나타날 수 있습니다.

② 비대상성 간경변증(간경변증 중기, 말기)

식도정맥류와 비장종대, 복수, 당뇨병, 간성혼수, 간암 등의 5대 합병증 등이 나타나고 합성, 배설, 해독기능에 이상이 확실히 나타납니다.

☞참고

이 책에서는 간경화증과 간경변증이 같은 의미로 쓰여졌으므로 독자들께서는 혼동하지 마시길 바랍니다.

☞대안

다 생략하고 한 마디로 간경화란?
결국 간 내부의 구조적 변화로 인해 "피가 간으로 잘 들어가지 못하는 병"입니다.
때문에 간경화의 합병증이나 증세들도 피가 간으로 잘 들어가지 못해서 나타나는 나쁜 현상들입니다.
그러므로 치료는 피가 간으로 잘 들어가게 하는 게 가장 중요합니다. 피가 간으로 쉽게 들어가게 하는 최고의 방법이 평화스런 마음으로 누워 잠을 자는 것입니다.

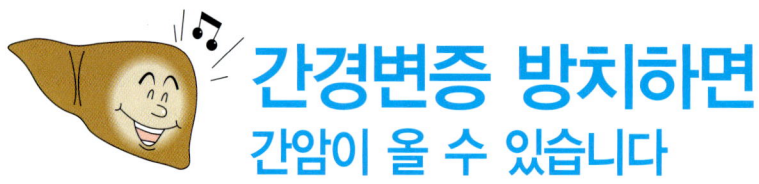

간경변증 방치하면
간암이 올 수 있습니다

왕대안 ① ⇒ 속전속결, 총력전으로 초전박살냅시다!

☞**중요**

보고서에 의하면 보통 간암 환자의 80~90% 가 간경변증에서 진행 된다고 합니다.
즉 대부분의 간암 환자 는 간경화증을 동반하 고 있다는 것입니다.

간경변증! 제발 초기에 회복합시다.

간경변증은 속전속결, 총력전으로 초전박살이 가장 좋은 방법 입니다.

여러 가지 이유가 있겠지만, 가장 문제가 되는 것은 '간암으로 의 진행' 때문입니다. 알콜성 간염이나 B형·C형 바이러스 간염 이 만성화되면 간경변증이나 간암으로 진행될 가능성은 많아집니 다.

> 그런데 이미 간경변증으로 진행된 경우에는 간암으로 진행될 가능 성은 만성 간염에서보다 훨씬 더 많다는 것을 명심 또 명심하십시오.

알콜성 간경변증에서 간암으로 진행되어 결국 담관암으로까지 진행된 경우도 있습니다.

특히 B형·C형 바이러스성 간경변증일 때는 더더욱 간암으로 진행될 가능성은 많고, 설상가상으로 그 간암은 담관, 담낭, 부신,

폐, 문맥, 위, 췌장 등의 다른 장기로 전이될 가능성도 얼마든지 있다는 것을 명심하셔야 합니다.

그래서 간경변증일 때는 간암이 올 가능성이 있다는 것을 보호자는 꼭 염두에 두시고, 검사 때 정기적으로 간암 검사를 추가로 신청하십시오.

간경변증일 경우에 대상성(초기) 간경변증이거나 간염이 비활동성일 때는 간 기능검사(혈액검사)는 1~2개월에 1회 정도 하시고, 간암 조기발견을 위해 적어도 3개월마다 AFP검사(혈액검사)와 초음파 검사를 추가로 신청하십시오.

그리고 비대상성(중기~말기) 간경변증이거나 간염이 활동성일 때는 상황에 따라 1개월에 1회 정도 간기능검사(혈액검사)를 하시고, 최소한 1~2개월에 1회 정도는 AFP나 초음파 검사 등을 병행하여 간암 조기발견에 힘써야 합니다.

간경변증! 꼭 초기에 확 회복해버립시다!

왕대안 ② ⇒ T 임파구를 특수무기로 중무장한 특공대로 만듭시다!

B형·C형 바이러스 만성간염은 인체의 면역체계인 아군 T 임파구가 간세포 안에 숨어 있는 이물질인 바이러스를 적으로 인식하여 장기간에 걸쳐 산발적인 소규모 공격을 하는 것으로서, 바이러스 파괴는 곧 간세포 파괴를 의미합니다.

여기서 문제가 되는 것은 장기간에 걸친 간세포 파괴입니다. 이러한 간세포 파괴는 간경변증이나 간암으로 진행되는 큰 원인이 되기도 합니다. 결국 간세포 파괴 원인은 바이러스입니다.

T임파구를 크루즈 미사일과 스텔스 폭격기를 탑재한 항공모함의 지원을 받은 특수부대로 만드는 것입니다.

예를 들어 불안, 초조, 술, 담배, 과로 등의 정신적·육체적 스트레스는 T임파구를 오합지졸 수준으로 떨어뜨리는 것입니다. 충분한 휴식과 올바른 식이요법을 하면서 바보가 되어 '우하하하하' 마구 웃으면서 늘 기쁜 마음과 늘 감사하는 마음으로 살면 T 임파구의 힘을 최정예부대인 특공대 수준으로 끌어올리는 것입니다.

B형 바이러스성 간경변증인 경우에 아군의 힘을 강하게 해주어 성공적으로 총력전을 치르면, 적군 바이러스는 거의가 파괴되어 혈액 중에 바이러스 양도 적고, 전염성도 거의 없어지게 됩니다.

이렇게 면역체계의 일대 전쟁이 성공적으로 끝나, e항원이 없어지고 그렇게 고대하던 e항체가 생기고, B형 바이러스 유전자 농도가 떨어져 음성으로 되고, GOT·GPT 값마저 20단위 이하가 되면 '간경변증'은 동네가 부끄러워 못 살겠다고, 보따리를 싸놓고 슬슬 떠날 채비를 하기 시작합니다.

☞중요

바이러스를 없애면 간세포 파괴는 없는 것입니다. 바이러스를 없애는 유일한 방법은 자신의 면역체계인 아군 T 임파구의 힘을 강력한 썬 파워로 만들어 총력전을 벌일 수 있는 여건을 만들어주는 것입니다.

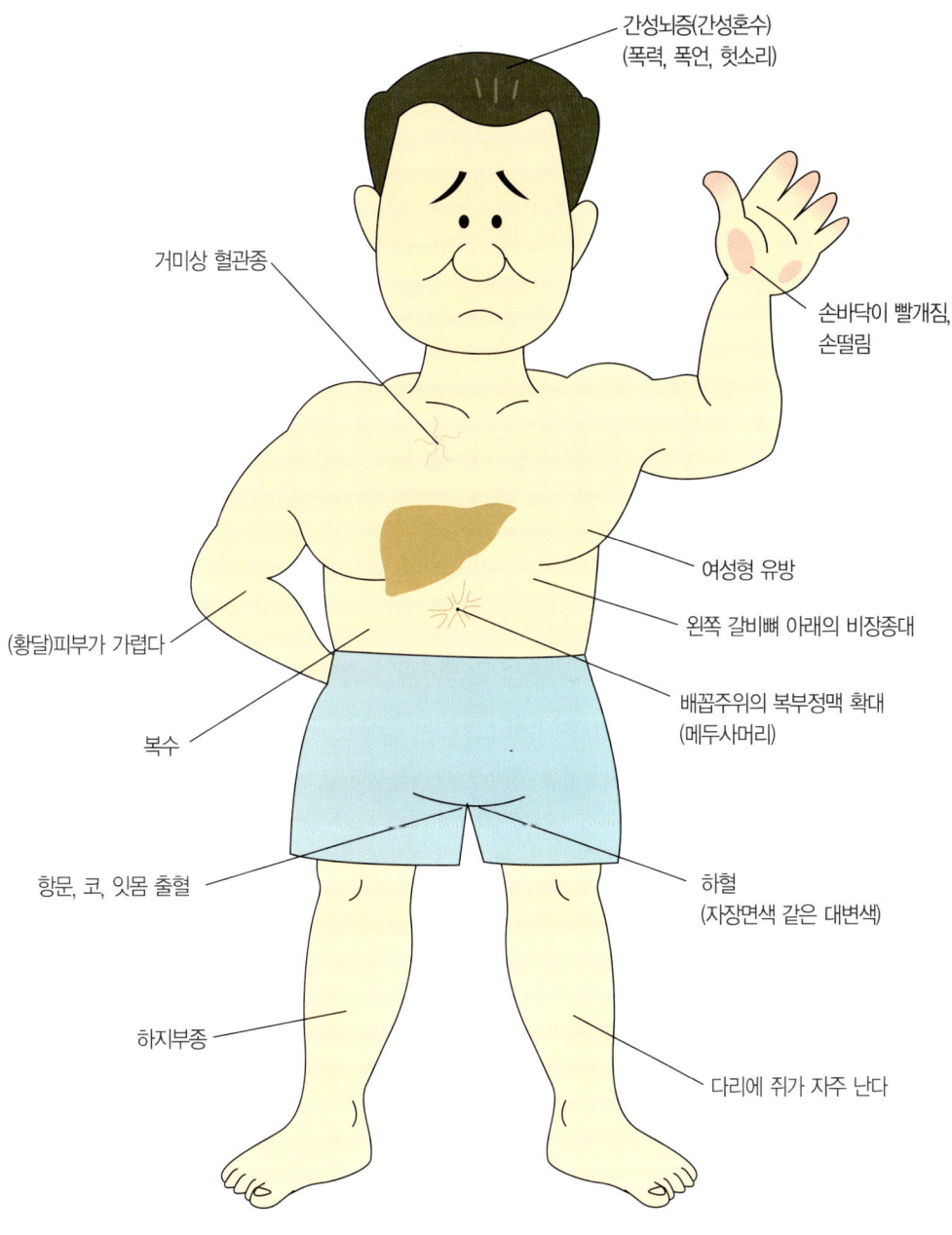

간성뇌증(간성혼수)
(폭력, 폭언, 헛소리)

거미상 혈관종

손바닥이 빨개짐,
손떨림

(황달)피부가 가렵다

여성형 유방

왼쪽 갈비뼈 아래의 비장종대

배꼽주위의 복부정맥 확대
(메두사머리)

복수

항문, 코, 잇몸 출혈

하혈
(자장면색 같은 대변색)

하지부종

다리에 쥐가 자주 난다

〈간경변증의 주요 증상들〉

왕대안③ ⇒ B형 바이러스성 간경변증일 때
(기분 좋은 e항체 생성과 DNA 유전자를 음성으로 만듭시다!)

B형 바이러스 간경변증!

우선 e항체 양성으로, DNA 유전자 음성, GOT·GPT 값을 20단위 이하로 만듭시다.

B형 바이러스성 간경변증은 간세포 파괴와 재생이 반복되는 B형 만성 간염이 진행되는 과정에서, 간 표면은 딱딱하고 울퉁불퉁한 자갈밭 같은 상태로 변하고, 간장 내부는 구조적 변화가 일어납니다.

그로 인해 간 내부의 혈류장애가 심화됨으로써 정상적인 간 세포 수의 현저한 감소로 간 기능 장애가 오고, 그 영향으로 다른 장기들이 나빠지는 복합적인 현상이 나타나는 간장질환이자 전신질환입니다.

B형 바이러스성 간경변증인 경우에 만성 간염이 잠시 멈추어 있는 경우도 있고 진행되고 있는 경우도 있습니다.

하지만 오랜 기간을 두고 볼 때에 적극적 치료에 임하지 않으면, 만성간염은 계속 진행되고 있다고 보아야 합니다.

때문에 혈액검사 시 정기적으로 e항원·항체 검사와 DNA 유전자 검사, GOT·GPT 검사를 병행해서 진행과정을 살펴야 합니다. 치료과정 중에 이 3가지 문제가 해결되면 대단히 좋은 현상입니다.

이때부터 절대 방심하지 마시고, e항체 양성과 유전자 DNA 음성 그리고 GOT·GPT 값이 20단위 이하인 상태가 최소한 6개월~1년 이상 유지되도록 철저한 식이요법과 정신적·육체적 안정을 하셔야 합니다.

　이렇게 되면 최소한 간경변증이 악화되는 속도를 늦추게 하고, 간암으로 진행될 확률도 상대적으로 낮아집니다.

　이 3가지 문제가 해결된 후에는 간경변증이 호전되는 경우가 있습니다.

　핵심 원인을 없애기 어려운 B형 · C형 바이러스성 간경변증은 초기 알콜성 간경변증에 비해 회복하기가 더욱 힘이 듭니다.

　초기 알콜성 간경변증은 술만 끊으면 병의 중요한 원인을 없애는 것인데, 바이러스성 간경변증일 경우에는 병의 중요한 원인을 없애기 어려우므로 회복이 더 힘들다는 것입니다.

　그런데 B형 바이러스성 간경변증 치료 중에 e항체가 생기고 DNA가 음성, GOT · GPT 값이 20단위 이하로 되면 병의 중요한 원인을 상당히 해결했다고 보아도 무방합니다.

　따라서 B형 바이러스성 간경변증 치료 시에는 e항체 양성, DNA 유전자 음성, 그리고 GOT · GPT값 20단위 이하를 우선 목표로 삼으십시오.

　이 3가지 문제가 해결되면 '간경변증'이란 친구는 엄청난 충격을 받아 보따리를 싸놓고, 언제 떠날까 하고 고민하기 시작합니다.

· HBe Ab : 양성
　(B형 간염 바이러스 e항체)

· HBV DNA : 음성
　(B형 간염 바이러스 유전자)

· GOT · GPT 값 : 20단위 이하

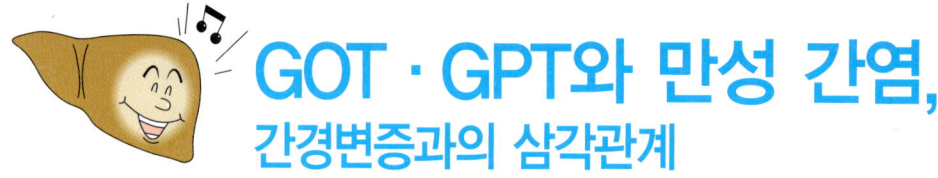

GOT · GPT와 만성 간염,
간경변증과의 삼각관계

　이 삼각관계를 명확히 이해하고 계신 분이 많지 않아 열차로 비유해서 설명 드리겠습니다.

　우리들은 언젠가는 종착역인 천국역에 도착합니다. 낙천적인 건강한 사람들은 천국역을 향해 80~90년 또는 100년 이상을 천천히 걸어갑니다.

　그런데 어떤 사람들은 여러 종류의 기차를 타고 갑니다. 성질이 급해 당뇨병 열차나 고혈압 열차 같은 완행열차를 타고 천국역을 향해 달리는 분도 계십니다.

　그리고 짜고 매운 자극성 음식을 좋아하고 야채 · 과일은 적게, 고기나 당분은 많이 드시고, 특히 마음이 착하여 스트레스를 많이 받아 안타깝게도 악성 종양(암)이라는 고속열차를 타고 달리는 분도 계십니다.

　그 열차들 중에 지방간 열차, 알콜성 간염 열차, B형 간염 열차, C형 간염 열차, 간경화 열차, 간암 열차도 있습니다.

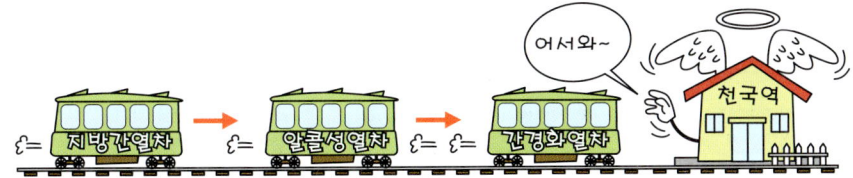

　천천히 걸어가다가 지나치게 술을 많이 마시면 지방간 열차인 완행열차를 타신 것입니다.

　지방간 열차를 타고 가다가 술을 끊고 얼른 다음 역에서 내려 걸어가시면 좋은데, 열차 안에서 계속 술을 마시면 GOT · GPT 라는 가속 페달이 달린 알콜성 간염 열차인 급행열차와 합해서 달리게 되니 자연히 속도가 빨라집니다.

　이 상태에서 사랑하는 가족을 생각지 않고 어리석게도 계속 술을 마시면, 얼마 가지 않아 간경화역에 도착해버립니다. 이 역에서 간경화 고속열차와 합해지면 속도는 더욱 빨라질 것입니다.

　여기서 얼른 술을 끊고 지방간 열차와 알콜성 간염 열차를 떼어 내면 좋은데 계속 술을 마시면 간경화 고속열차는 더욱 가속도가 붙어 종착역인 천국역에 빨리 도착해 버리게 될 것입니다.

간세포는 파괴되면 빠르게 재생되는 세포이고, 간경변증은 간세포가 파괴와 재생이 반복되는 과정에서 진행되는 질환이므로, GOT·GPT 값은 간 질환이 얼마나 빠른 속도로 진행되고 있는지를 의미합니다.

이처럼 GOT·GPT값은 간세포 파괴정도와 간질환의 진행 속도를 의미하므로 매우 중요합니다. 그러므로 언제나 GOT·GPT 값을 40단위 이하가 아닌 20단위 이하로 유지하셔야 합니다. B형 바이러스성 간경변증일 경우에는 e항체 양성, 유전자 DNA 음성이 되면 예외의 경우도 있으나 대체로 GOT·GPT 값을 20단위 이하로 유지하는 게 가능해집니다.

HBe Ab:양성
(e항체)
HBV DNA:음성
(유전자)
GOT·GPT 값 : 정상
(20단위 이하)

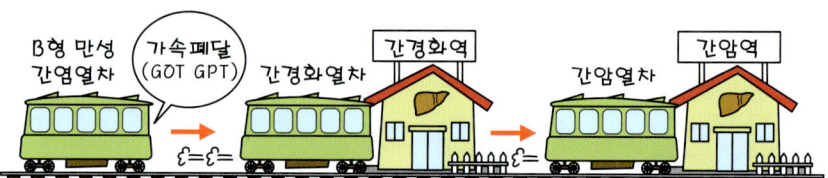

B형·C형 만성간염 열차는 다른 열차와는 다르게, 한 번 타면 좀처럼 다음 역에서 내리기가 힘이 듭니다. 그렇지만 B형·C형 만성간염 열차를 탔다 해도,

> GOT·GPT 가속 페달을 세게 밟지 않고, 저속으로 20㎞ 이하로 조절하면 기차 속도는 매우 느려서 걸어가는 것과 거의 비슷하게 될 것입니다.
>
> 이렇게 저속으로 B형·C형 만성간염 열차를 운행하면 간경화역이나 간암역, 그리고 종착역에 도착했다 할지라도 이미 그때는 나이가 80~90세가 넘어서 이미 천수를 다할 때입니다.

하지만 B형·C형 만성간염 열차의 GOT·GPT 가속 페달을 세게 밟아 열차속도가 빨라지면 몇 십 년이 걸려서 도착하는 간경화역이나 간암역에 예상보다 빨리 도착하는 수가 있습니다.

더욱 안타까운 일은 고속열차인 간경화 열차 안에서 스트레스와 나쁜 음식으로 GOT·GPT 가속 페달을 세게 밟아 시속 100km 또는 300~400km이상 달리는 분도 계십니다.

이런 열차는 거의 비행기 속도와 맞먹는 우리나라의 고속전철, 일본의 신간센, 프랑스 떼제베 같은 초고속열차입니다. 그러면 오래지 않아 간암역을 지나 천국역인 종착역에 도착해버립니다.

재미있게 풀어본
간경변증 이야기

이해를 돕기 위해 B형 바이러스 간염을 예로 비유해서 설명하겠습니다.

B간첩 ◀ (B형 간염 바이러스),　　공장 ◀ (간세포)

나라 ◀ (몸, 사람, 개인),　　포섭 ◀ (증식)

정보국 ◀ (인체의 면역기능),　　아군 ◀ (면역체계)

강대국 ◀ (성인)　　약소국 ◀ (신생아)

간장은 수많은 물건을 만들고, 저장하며 또한 수많은 일을 처리하는 엄청나게 큰 화학공장 단지입니다.

이 공장에서 생산된 생필품들은 나라(몸) 전체에 공급되고 있습니다. 즉, 국가(몸)에 필요한 많은 물품을 만들고 공급해주는 가장 중요한 기간산업체가 될 것입니다.

나라는 ⅰ) 강대국(성인)과 ⅱ) 약소국(신생아)이 있습니다.

그런데 어느 날 B간첩(B형 간염 바이러스)들이 국경을 넘어

나라에서 가장 중요한 화학 단지 내의 몇몇 소수 공장(간세포)에 침투하여 몰래 숨어 일도 하지 않으면서 월급을 타고 살고 있습니다. B간첩들은 아군 공장(간세포)을 파괴시킬 능력은 가지고 있지 않습니다. 이때는 군대의 정보국(인체 면역기능)에서도 침투 사실을 전혀 모르고 있을 때입니다.

Ⅰ)강대국(성인)의 정보국은 B간첩들이 잠시 숨어 있다가 포섭(증식)을 시작해도 처음에는 눈치를 채지 못하고 있다가 결국 몇 개월 안에 아군 정보망에 포착됩니다.

정보국은 신속하게 정확한 정보를 입수하여 아군 사령부에 알립니다.(B형 급성간염 잠복기)

정보국으로부터 첩보를 입수한 군 당국은 즉시 전면전을 치를 작전을 세웁니다.

강대국의 강경파 장군들이 있는 나라는 군대의 힘도 강하고, 작전방법도 강력합니다.

작전명 'B간첩 초토화 작전'

강경파 장군들은 모든 잡다한 작전들을 멈추고 'B간첩 초토화 작전'에만 총력을 기울입니다. 그래서 최첨단 정보 시스템으로 화학단지 내의 3000억 개나 되는 공장 중에, B간첩들이 은신해 있는 정확한 공장 수와 위치를 알아냅니다.

강경파 장군들은 육해공 합동작전으로 전투기, 폭격기, 헬기를 탑재하고 크루즈 미사일까지 장착한 항공모함의 지원을 받으면서,

신형 탱크, 장갑차 등의 막강한 화력으로 중무장된 특수부대를 투입하게 됩니다.

그리하여 크루즈 미사일과 폭격기로 꼭 그 공장만을 파괴시키고, 중무장한 최정예 부대인 특공대들로 대규모 공격을 시작합니다. (B형 급성간염 전구기)

아군들(면역체계)이 공장(간세포) 깊숙이 숨어 있는 간첩(바이러스)들을 대상으로 공격하다보니 소중한 아군 공장까지 파괴시키는 심각한 문제가 발생하게 됩니다. 즉, 작전수행 과정에서 3000억 개 공장 중에 B간첩의 주 활동처였던 수많은 공장들 역시 파괴되었으니 막대한 아군 피해가 발생하게 됐습니다.(B형 급성간염 황달기)

간첩들의 수, 활동처인 공장 위치 등의 정확한 정보를 입수한 아군들(면역체계)은 막강한 화력으로 속전속결, 초전박살, 초토화작전을 수행하여 단 한 명의 잔당도 남기지 않은 채 전투가 시작된 후 2~3개월 안에 완벽하게 끝내버립니다.

여기서 크게 걱정 안 해도 될 것은, 파괴된 공장은 6개월 안에 복구반에 의해서 신속하고도 정확하게 복구될 수 있다는 것입니다.(B형 급성간염 회복기)

여기서 중요한 것은 강경파 명장들은 간 화학단지 복구를 위해 세계 최강을 자랑하는 공병특수부대(간 재생력)를 활용한다는 것입니다.

이처럼 강경파 명장들은 자체 복구반이 최대한 복구작전에 전념할 수 있도록 다른 잡다한 일에는 투입시키지 않습니다.(회복기 때에도 절대안정)

그리고 작전이 끝날 즈음에 강경파 장군들은 이렇게 국가와 국민을 위협하는 이 같은 사건이 다시는 없어야 한다고 특별지시를 내립니다.

간 화학단지를 침투하는 B간첩을 다시는 국경선을 넘어 공장에 접근조차 할 수 없도록 첨단정보 정예요원으로 구성된 막강한 전투력을 보유한 특수 부대를 창설하게 됩니다.

특수부대 창설 후에는 언제 어느 때고 단 한 명의 B간첩도 국경선을 넘으면 레이더에 포착되어 즉각 사살됩니다.

특수부대 명칭은 'B사단 소속 s항체 부대'입니다.

[B형 급성간염 완치, B형 간염 바이러스 완전 소멸, 표면항체 생성 (HBs Ab: 양성) 완전 치유, 평생 면역]

다… 그 말이 그 말입니다.

−축하드립니다−

Ⅱ)약소국(신생아)의 온건파 장군들이 있는 나라는 군대의 힘 자체가 약해 방위병밖에 없는 나라입니다.

약소국(신생아)의 정보국은 B간첩들이 화학공장 단지 내의 몇몇 공장에 침투하여 옆 공장들을 포섭하면서 세력을 키워나가도 아군 정보국의 힘이 약해 15~20년 이상 살아도 모르고 지냅니다.

약소국은 세월이 흐르면서 어느 정도 힘이 생겨 군대나 정보국이 활동하기 시작하면서 간첩들의 존재를 인식하기 시작합니다.

정보국은 이 첩보를 아군 사령부에 알립니다.

그래서 온건파 장군들은 간첩 몇 명 침투했다 해서 소란을 피우면 안 된다면서 방위병 몇 명만을 보냅니다.

이 방위병들은 레이더 같은 첨단장비가 없어 공격해야 할 정확한 적군의 수와 위치 파악도 못하고, 크루즈 미사일 같은 고성능 무기도 없어 정확한 공격이 불가능합니다.

여기서 한 나라(개인)의 운명이 결정됩니다.

방위병들은 정확한 정보나 강력한 무기 없이 단지 소총으로 소규모 공격을 시작합니다. 그러면 아까운 공장(간세포)들만 파괴되고, B간첩들의 완전 소탕에 실패하여 살아남은 간첩 잔당들은 공장 깊숙한 곳에 강력한 진지를 구축해버립니다. (B형 바이러스 만성간염)

그러다가 또 B간첩들은 포섭을 다시 시작하여 다른 공장에 간첩들을 보냅니다. 그러면 또 아군 방위병들은 소총으로 공격을 시작하고 아까운 공장만 파괴되고, 간첩들은 다시 숨어버립니다. 이렇게 산발적인 소규모 공격이 반복됩니다.

(s항원+, e항원+, HBV DNA 유전자 양성, GOT·GPT 값 등이 상승·하강을 반복하는 B형 바이러스 만성 활동성 간염)

온건파 장군들이 늦게나마 정신을 차려 술, 담배, 사업 등의 과로를 하지 않고, 다른 곳에서 잡다한 잡일을 하는 병력을 모아 충분한 휴식과 음식을 제공하여 사기를 높이고, 외국에서라도 첨단장비(녹즙, 영양소 요법 등등)를 도입해서 군대 전투력을 향상시킵니다.

> **☞중요**
> 대부분은 무증세 보유자로 유지되지만, 성인이 되어 많은 사람이 발병하여 간염이 반복되는데 이것은 'B형 바이러스 만성간염'으로의 진행을 의미합니다.

그래서 어느 정도 전투력이 있는 군대를 B간첩 소탕작전에 투입시켜 만족한 성과는 아니더라도, 상당한 전투성과를 올립니다. 그러면 간첩들은 거의 소탕되고 힘을 쓰지 못하는 극소수 잔당들은 포섭을 포기한 채 공장 몇 군데로 꼭꼭 숨어 버립니다.

(s항원+, e항체+, HBV DNA 유전자 음성, GOT·GPT 값 등이 상승 후 안정되는 B형 바이러스 만성 비활동성 간염)

그런데 시간이 지날수록 온건파 장군들은 또 다시 나태해지기 시작합니다. 병력은 철수되고 잡일에 동원되어 'B간첩 초토화작전'에는 신경 쓸 여력이 없습니다.

시간이 지날수록 공장 안에 숨어 있던 간첩들은 서서히 다시 포섭을 시작해서, 다른 공장들을 점령합니다.

그러면 방위병들은 소총으로 공격은 하지만 힘이 들어 기진맥진해 있다가 또다시 힘을 내어 공격을 하지만 그 파괴력이 약해 적들이 완전히 괴멸되지 못하고, 시간을 끌면서 적들의 은신처인 공장들은 늘어만 갑니다.

그러면서 자연히 전투 중에 아군의 공격으로 파괴된 공장들도 많아집니다.

(s항원+, e항원+, HBV DNA 유전자 양성, GOT·GPT 값 상승·하강을 반복하는 B형 바이러스 만성 활동성간염)

이렇게 정신 빠진 온건파 장군들의 작전 때문에 수년 동안 수많은 전투로 거대한 공장단지는 파괴와 복구를 반복하는 과정에서 기반시설이 무너지기 시작하면서 더 이상의 복구가 힘들어지

☞ **대안**

B형 바이러스 만성간염일 때 가능한 한 빨리, 즉 간경화증이 되기 전에
HBe Ab : 양성
(B형 바이러스 e항체)
HBV DNA : 음성
(B형 바이러스 유전자)
GOT·GPT 값 : 정상
(20단위 이하)
이 되도록 힘써야 합니다.

기 시작합니다. (초기 간경변증)

즉 전기, 수도, 각종 원자재 등이 원활히 공급되지 않고(문맥압 항진), 3000억 개나 되는 공장 건물과 공장 내부의 수많은 파이프라인은 대부분 파괴되고(간세포 및 담관, 혈관계의 손상), 정상 가동된 공장들이 적어 생필품을 제대로 생산하지 못해, 생필품을 제대로 공급받지 못하는 국민들(각종 장기)은 도탄에 빠지게 됩니다.

댐, 저수지들이 붕괴되어 지역이 낮은 평야나 공장지대들이 물에 잠겨 버립니다. (부종, 복수)

전국에서 온 독성쓰레기를 올바르게 재처리하지 못해 공장 단지 내 수많은 공장에서 쏟아져 나온 독성 노폐물과, 설상가상으로 하수구까지 막혀 정화되지 못한 각종 쓰레기들이 공장단지는 물론 온 나라 전체로 흘러나와 전국이 노랗게 되기도 하고(황달), 악취로 온 나라가(몸 전체) 난리가 나 있는 비상사태입니다.

(중기-말기 간경변증)

간경변증! 제발 초기에 회복합시다!

☞중요
이처럼 간경화증은 간 자체의 질환만이 아니고, 몸 전체에 이상이 온 것이라는 것을 명심하십시오.

간경화증을 알리는 주요 증상들

다음은 만성 간염의 증세들과 구별되는 간경화 증세들로서, 만성 간염에서 간경화로 진행을 감지하는 데 상당한 근거가 되는 것들입니다.

1. 가슴, 등, 목 주위로 거미상 혈관종이 특이하게 많이 나타납니다.
2. 수장 홍반이 뚜렷합니다.
3. 남성의 경우에 여성형 유방이 나타납니다.
4. 혼수나 혼수 전조증세가 나타납니다. 불면증이 오기도 하고, 버럭 화를 내고, 헛소리를 하는 등의 간성 혼수 증세들이 나타납니다.
5. 알부민 값이 3.0g/㎗ 이하로 현저하게 낮아지기도 합니다. (예외의 경우도 있겠지만 만성 간염에서 알부민 값이 3.0 이하로 떨어질 때는 거의 없다고 보아야 합니다.)
6. 얼굴이 심각하게 거무튀튀해지고, 거칠어집니다.
7. 소화기 출혈로 대변색이 자장면 색 같은 검붉은 색으로 변하기도 합니다.
8. 지속적이고, 뚜렷한 빌리루빈 값 증가를 보입니다. (황달)
9. 프로트롬빈 타임(P.T): 혈액 응고 시간이 길어집니다. 잇몸, 코, 항문 등에서 잦은 출혈이 생기고 지혈이 쉽게 되지 않습니다.
10. 문맥압 항진으로 오는 합병증이 뚜렷이 나타납니다. (비장종대, 식도정맥류, 복수, 배꼽 주위의 복부 정맥)

– 비장종대: 왼쪽 갈비뼈 아래에
  서 비장이 상당히 부어 뚜렷
  이 만져집니다. 혈소판 수치
  가 많이 감소돼 있습니다.
– 복수: 발등이나 발목 등의
  하지에 부종이 생기고, 복수
  가 찹니다.

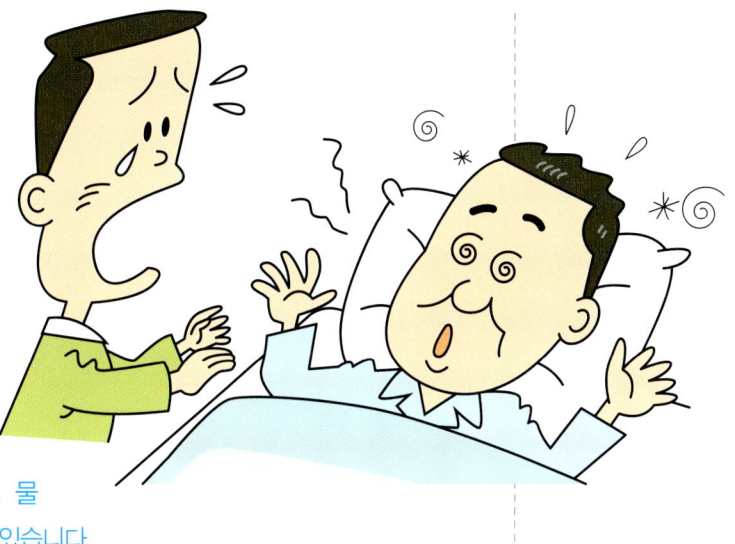

11. 그렇게 자신 있고, 좋았던
    부부관계가 싫어집니다.
    남자의 경우 성기능이 거
    의 상실되는 경우도 있습니다. 물
    론 회복되면 다시 좋아질 수 있습니다.
    걱정하지 마십시오.
12. GOT · GPT 값이 60~80단위, 때로는 100단위 근방에서 크게 올라가지
    도 않고, 정상으로 내려가지도 않으면서 오랫동안 지속되는 경우입니다.
13. 갑자기 당뇨병이 악화되거나, 없던 당뇨병이 나타나기도 합니다.

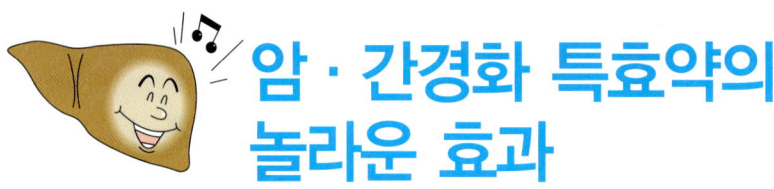

암·간경화 특효약의 놀라운 효과

●한방병원을 운영하시는 한의사 선생님께서 이런 말씀을 해 주셨습니다.
"신은 우리에게 병과 함께 치료약도 주셨을 겁니다. 그 치료약이 비싸지는 않을 겁니다. 아주아주 쌀 겁니다."

가격: 공짜

먹는 방법: 물 없어도 됨.

먹는 시간: 아무 때나, 특히 식전 식후에는 여러 번 먹을수록 좋음.

약맛: 맛이 있어 매우 즐겁게 먹을 수 있음.

약효: 최고로 좋음. (산삼, 웅담은 비교도 안 됨)

상용량: 많이 먹을수록 좋음.

먹는 장소: 어디서든지 내 맘대로. (화장실에서도 가능함)

포장: 흐르거나 깨지지 않아 휴대하기 간편.

약 무게: 0g.

부작용: 100% 없음. 간혹 너무 많이 먹으면 배가죽이 아플 수 있음.

다른질환 사용여부: 물론 사용 가능. 고혈압, 당뇨병 등등. 특히 암에는 특효

약성분: 과학이 발달할수록 극히 일부이긴 하지만 과학자들이 이 약의 성분을 알아내고 있음.

보관장소: 내 몸 안 깊숙한 곳.

제약회사 사장님: 하나님

하나님께서 생산, 포장, 배송까지 해주셨습니다. 우리는 편리하게 그냥 공짜로 꺼내 쓰기만 하면 되는 것입니다.

꺼내 쓰는 방법: 싱글벙글 웃는 바보가 되십시오. 우하하하하! 웃으면 됩니다. 웃으면 막 나옵니다. 웃으면 펑펑 쏟아집니다. 그리고 평화스러운 마음으로 푹 잘 때 저절로 제일 많이 나옵니다.

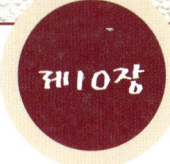
내 간은 튼튼할까?
간장병 검사로
미리미리 체크하자!

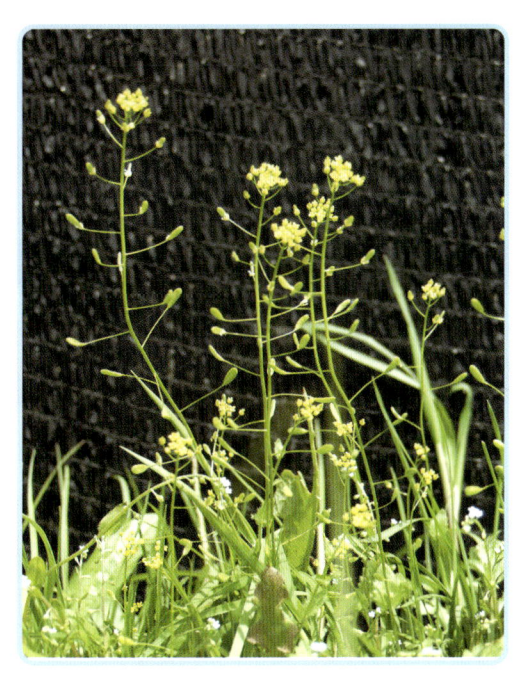

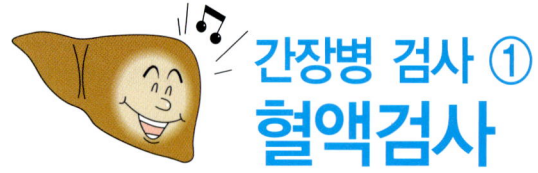

간장병 검사 ①
혈액검사

대안

때때로 간경변증이나 간암 같은 중증 간질환일 경우에도 혈액검사가 정상인 분들이 있으므로, 반드시 정기적으로 초음파 검사 등을 병행하셔야 실수가 없을 것입니다.

혈액검사는 간장병을 진단하는 과정에서 가장 기본적인 검사입니다. 그리고 혈액검사는 간기능이 정상 상태인지, 아닌지를 알아보는 수많은 검사 가운데서 그 중 한 가지입니다.

즉 너무도 방대하고 복잡하고 신비한 간장의 극히 일부분을 알아보는 검사입니다. 그러므로 혈액 검사가 정상이라고 해서 간기능이 반드시 정상인 것은 아니라는 것입니다.

중요한 예로 GOT · GPT 값이 40단위 이하라 해서, 또는 알부민 값이 3.5내지 4.5안의 정상 값이라고 해서 간장의 상태가 반드시 정상인 것은 아닙니다.

따라서 혈액검사상으로 정상일 경우에도 자각증세나 초음파 등으로 이상 징후가 감지되면 심각성을 가지고 적극적으로 대처해야 합니다.

간장은 좀처럼 괴로움을 표현하지 않는 장기여서 자각증세, 혈액검사, 초음파 등의 어떤 형태로든 일단 조금이라도 표현할 정도이면 간장은 많이 괴로워하고 있다고 생각하셔야 합니다.

혈액검사는 간세포 파괴정도를 알아보는 GOT · GPT 검사 외에 크게 합성기능, 배설기능, 해독기능을 알아보는 검사로 나눕니다.

간경변증의 진행정도는 주로 초음파 검사와 혈액검사의 합성, 배설, 해독기능을 참고로 하여 대상성(간경변증 초기)과 비대상성(간경변증 중기, 말기)으로 나누기도 합니다.

▶대상성 간경변증(간경변증 초기)

:증세는 만성 간염과 비슷하나, 조금만 자세히 살피면 만성간염과 구별되는 증상들이 나타납니다. 합성, 배설, 해독기능에 조금씩 이상이 나타날 수 있습니다.

▶비대상성 간경변증(간경변증 중기, 말기)

:식도정맥류와 비장종대, 복수, 당뇨병, 간성혼수, 간암 등의 5대 합병증 등이 나타나고 합성, 배설, 해독기능에 이상이 확실히 나타납니다.

① GOT(AST) · GPT(ALT)
–둘다 가능한 한 20단위 이하로 유지하십시오–

GOT · GPT 값은 간세포 파괴 정도 즉, 간염 정도를 나타내고, 간질환의 진행속도를 나타내는 수치이기도 합니다.

그리고 GOT · GPT는 간세포 속의 여러 효소 중에 아미노산을 당으로 전환시키는 효소(Aminotransferase)입니다.

그런데, 어떤 원인으로 간세포가 손상 또는 파괴되면 간세포 안에 있던 GOT · GPT가 혈액으로 흘러나옵니다. 그러면 혈액 속에 이 효소량이 많아지게 되는데, 이 효소의 혈중농도 수치를 흔히들 간수치(간염수치)라고 말합니다.

☞중요

자각증세와 혈액검사 또는 초음파상으로 분명히 이상이 있는 데도 불구하고 "그 정도는 술 한 잔씩 하시는 분들은 누구나 있지요?", "뭐, 이 정도는… 아직까지는 괜찮네요." 이렇게 말한 분들은 정말 섭섭합니다.

☞참고

정상값은 검사소마다 다를 수 있으니 해당 검사소의 정상값을 참조하십시오.

☞중요

GOT · GPT 수치는 '간세포 파괴정도'를 나타내는 동시에 '간질환의 진행속도'를 감지하는 데 중요한 수치입니다. 따라서 간염이 진행되었던 기간이 매우 중요합니다.

–혈액을 뽑는 그 순간에 간세포가 얼마나 파괴되고 있는지,

–즉 '간세포 파괴정도(간염정도)'를 나타내는 수치입니다.

간세포는 파괴되면 빠르게 재생되는 세포이고, 간질환은 파괴와 재생이 반복될수록 진행되는 질환이므로 간세포 파괴정도는 간질환이 얼마나 빠른 속도로 진행되고 있는지를 의미합니다.

때문에 잊지 말아야 할 것은 간염이 진행되었던 기간이 매우 중요합니다. B형 만성간염이나 B형 바이러스성 초기 간경변증일 때 가능한 한 빨리 '무증세 보유자'가 되어야 합니다. 소위 말하는 seroconversion(세로컨버전)이 빨리 되어야 합니다.

그리고 간염수치(GOT·GPT 값)는 간세포 파괴정도, 즉 간질환의 진행속도를 알아보는 것이지 간염의 원인이나 병명을 알아보는 검사는 아닙니다.

GOT·GPT 정상수치는 검사소마다 다르나 보통 35~40 단위 이하를 정상으로 봅니다. 이 GOT·GPT 수치를 중요하게 생각하는 사람도 있고, 크게 중요치 않게 생각하는 사람도 있는데 필자는 매우 중요하게 생각하고 있습니다.

필자는 환자들에게 GOT·GPT 값을 40단위 이하가 아닌 20단위 이하로 유지하도록 권유하고 있습니다.

예외의 경우도 있을 수 있으나 대부분은 GOT·GPT 값을 20단위 이하로 유지하면 간질환의 진행속도가 낮아지므로, 만성간염일 경우에 일정 기간 안에 간경변증이나 간암으로 진행되는 가능성은 상대적으로 낮아지고, 간경변증이나 간암일 경우에도 악화되는 속도가 상대적으로 낮아지는 것입니다.

그러나 간경변증이나 간암 등 중증 간질환의 경우에도 이 수치가 정상인 사람을 흔히 볼 수 있으므로 이 수치가 떨어졌다고 해서 절대 안심해서는 안 됩니다.

급성 간염이나 만성 간염 초기에는 보통 GPT 값이 GOT 값보다 높게 나타나다가(GOT〈GPT), 활동성 만성 간염, 간경변증, 간암 등의 중증 간질환으로 진행할수록 간세포 파괴정도가 심해져 GOT 값이 GPT 값보다 높아지게 됩니다.

(GOT〉GPT)

만성간염이 심해질수록 GOT〈GPT에서 GOT〉GPT 형태로 변합니다. 만성간염에서 간경화로 진행되면 대부분의 경우에 GOT〉GPT 형태는 더욱 뚜렷해집니다.

간경변증이 심해지면 GOT 값이 GPT 값보다 두 배 이상이 되는데, 3배 이상이 되면 간암을 의심해 보아야 합니다.

GOT · GPT 값이 예외의 경우도 있을 수 있으나, 약간 증가할 때는 (100단위 이하)

주로 급성간염 : GOT 〈 GPT
만성간염 : GOT 〈 GPT에서 GOT 〉 GPT
지방간 : GOT 〉 GPT
간경변증 : GOT 〉 GPT
간암 : GOT 〉 GPT

중등도로 증가할 때는 (100~500단위)

주로 급성간염 : GOT 〈 GPT
만성간염 : GOT 〈 GPT 일 때도 있으나,
GOT 〉 GPT 일 때가 많습니다.
알콜성간염 : GOT 〉 GPT

대량 증가할 때는 (500단위 이상)

주로 급성간염 : GOT 〈 GPT

🖙 대안

혈액검사만 하지 마시고 전문의를 찾아 반드시 정기적으로 초음파검사 등을 병행하셔야 합니다.

🖙 중요

정상이 아닌 값으로 GOT 값이 GPT 값보다 3배 이상 높고, AFP 값이 정상 이상 수치로 계속 상승세를 보이면 간암을 의심해 보아야 합니다.

② GOT(AST)

정상값: 40u/L 이하

(가능한 한 20단위 이하로 유지하십시오.)

GOT란 Glutamate Oxaloacetate Transaminase 약자입니다. Asparagin 산이 당으로 전환되는 과정에서 글루타민산과 옥살로 초산을 당의 중간산물로 생성하는데, 이 전환과정에 참여하는 효소가 GOT입니다. 그래서 AST(Aspartate aminotransferase)라고도 부릅니다.

GOT는 간세포 외에 골격 근육, 심장 근육, 뇌, 신장, 적혈구 등에도 존재합니다. 여기서 말하는 GOT는 간세포 안의 세포질과 미토콘드리아 속에 들어 있는(Asparagin산이라는 아미노산을 당으로 전환시키는) 효소입니다. -아미노산 전환효소-

GOT는 간세포 속의 세포질과 미토콘드리아 안에 들어 있는 효소로 어떤 원인으로 간세포가 파괴되면 세포질 속의 GOT가 혈액 속으로 유출되는데, 간세포 파괴가 심각해져 미토콘드리아까지 파괴되면 미토콘드리아 안에 있는 GOT까지 혈액으로 빠져 나옵니다.

이 혈액 속에 있는 GOT를 혈청GOT(Serum-GOT) 즉, S-GOT라 부릅니다.

③ GPT(ALT)

정상값: 35u/L 이하
(가능한 한 20단위 이하로 유지하십시오.)

GPT란 Glutamate Pyruvate Transaminase 약자입니다. Alanine산이 당으로 전환되는 과정에서 글루타민산과 피루빈산이라는 당의 중간산물을 생성하는데, 이 전환과정에 참여하는 효소가 GPT입니다. 그래서 ALT(Alanine aminotransferase)라고도 부릅니다.

GPT는 주로 간세포 안에 들어 있는 (Alanine산이라는 아미노산을 당으로 전환시키는) 효소입니다. -아미노산 전환효소-

여기서 말하는 GPT는 간세포 안에 들어 있는 효소로 어떤 원인으로 간세포막이 파괴되면 세포질 속의 GPT가 혈액으로 흘러나옵니다.

이처럼 간세포가 파괴될 때 간세포 안에 있지 않고, 혈액으로 빠져나오는 혈액 속에 있는 GPT를 혈청GPT(Serum-GPT) 즉, S-GPT라 부릅니다.

④ Total Protein(T.P : 총 단백)
정상값: 6.5~8.0 g/dℓ

　총 단백(TP)은 혈액 중 주로 알부민과 4종류의 글로부린으로 이루어져 있는 총 단백질 양입니다. 그 중 알부민이 50% 이상을 차지합니다.

　알부민은 간에서 합성하므로 간경변증이 진행되어 간 기능이 떨어지면 알부민 값이 떨어지게 되고 그러면 자연히 총 단백(TP) 값도 떨어집니다.

　그러나 r-글로부린은 면역에 관여하기 때문에 증가합니다. 그래서 A/G(알부민/글로부린) 비는 정상일 때는 1.1 이상인데 간경변증 등으로 간 기능이 떨어지면 알부민(A) 값은 감소하고 면역에 관여하는 r-글로부린(G) 값은 증가하므로 A/G 비는 1.1 이하로 떨어지게 되는 것입니다.

⑤ Albumin(혈청 알부민)
정상값: 3.5~4.5 g/dℓ

　알부민은 간에서 합성되는 단백질로 하루에 약 12g 정도 만들어 혈액에 보내집니다. 간에서 합성하는 혈청 단백질 중 가장 많은 양입니다.

　알부민은 영양과 혈액의 삼투압 조절, 수분함량 유지 등의 일을 하고, 약물, 빌리루빈, 비타민, 미네랄, 이온 물질, 호르몬 등의 다른 물질들과 결합해서 이것들을 전신으로 나르기 때문에 알부민이 부족하면 부종과 복수가 차는 등 다른 장기에 입히는 나쁜 영향은 이루 다 말할 수가 없는 것입니다.

> 혈액 100cc(1㎗) 중 보통 3.5g~4.5g(3.5%~4.5%)을 유지해야 하는데, 알부민 합성능력이 떨어져 3.0 이하가 되면 환자 컨디션이 매우 저하되고 부종과 복수가 차는 수가 있으므로, 전문의와 상의하여 간 기능이 어느 정도 회복할 때까지 알부민 주사를 맞아 3.5 이상 유지해야 하고 가능하면 4.0 가까이 끌어올려야 합니다.

간 기능 중에서 알부민 합성 능력은 매우 중요합니다. 일반적으로 간경변증이 심해져 간의 합성기능이 떨어지면 알부민 값은 총단백(TP), 프로트롬빈타임(P.T), 콜린에스테라제(Ch.E), 콜레스테롤 값과 같이 떨어집니다.

그리고 이 때는 담즙 합성기능도 떨어지므로 빌리루빈 배설이 안 되어 혈중 빌리루빈 값은 상승합니다.

그래서 예외의 경우도 있지만 간경변증일 때 대개의 경우 알부민 값이 정상 이하로 떨어지면 떨어질수록 간 기능이 악화되는 것을 의미하고, 알부민 값이 정상으로 올라가면 올라갈수록 간 기능이 호전되고 있다고 보아도 무방합니다.

그러므로 알부민 값은 간경변증의 중증 정도를 판단하는 데 매우 중요한 수치입니다.

☞중요

혈액검사 시 알부민 값은 간장의 단백합성능력을 가늠할 수 있으므로 매우 중요합니다.
그리고 혈청 알부민이 감소하는 요인은 주로 간의 합성기능이 떨어지는 경우와 알부민 합성 재료(단백질이나 아미노산) 부족, 그리고 출혈, 복수, 단백뇨, 그 외에 수술 등으로 인한 금식, 그리고 여러 가지 이유로 영양실조 등이 있습니다.

⑥ Prothrombin Time(P.T: 프로트롬빈 타임)
정상값: 약 11초~12초, 75%~100%

프로트롬빈이란 출혈을 막는 혈액 응고·지혈 인자로 거의 간
장에서 합성하므로 프로트롬빈은 총 단백(TP), 알부민, 콜린 에
스테라제, 콜레스테롤 등과 함께 간장의 합성 기능을 알아보는 매
우 중요한 지표입니다.

프로트롬빈 타임이란 혈액이 응고할 때까지의 정확한 시간을
측정하고 혈 중의 혈액 응고 인자량을 검사하는 것입니다.

프로트롬빈 타임 수치란 $\left(\dfrac{\text{검사혈액응고시간}}{\text{표준혈액응고시간}} \times 100\% \right)$ 했을 때
75% 이상을 정상치로 보고,
50% 이하가 되면 위험합니다.

간경화증 같은 중증 간질환에서 프로트롬빈 타임(혈액응고시
간)이 길어지는 주요 원인은 크게 첫째로, 간장의 단백질 합성기
능 장애와 둘째로, 담즙 분비 장애입니다.

첫째, 프로트롬빈은 간에서 합성하는 혈액 응고·지혈 인자로
하나의 단백질입니다. 간경변증 등의 중증 간질환이 진행되면 간
장의 단백질 합성기능이 떨어져 혈액응고물질인 프로트롬빈 양이
적어 출혈 시 프로트롬빈 타임(혈액응고시간)이 길어집니다.

둘째, 간에서 프로트롬빈을 합성하는 데 반드시 비타민 k가 필
요합니다. 그런데 간경변증, 간암, 담도암, 췌장암, 담석증 등의
폐쇄성 간·담도 질환으로 오는 황달은 담즙분비가 안 되므로 지
용성 비타민 K 흡수가 안 되어 혈액 응고 물질인 프로트롬빈 질

적 이상으로 출혈 시 프로트롬빈 타임(혈액응고시간)이 길어집니다.

이렇게 되면 코피, 잇몸 출혈, 항문 출혈 등이 잦아지고 그 출혈이 쉽게 멈추지 않습니다.

⑦ T-Bilirubin (T-Bil : 혈청 총 빌리루빈)

정상값 : 0.2~1.0mg/dℓ
직접형 빌리루빈(D.Bilirubin) : 0~0.2mg/dℓ
간접형 빌리루빈(I.Bilirubin) : 0.2~0.8mg/dℓ

흔히들 황달 수치라고 합니다.

총 빌리루빈의 정상수치는 0.2~1.0mg/dl 입니다.

1~2mg/dl 일 때는 황달 상태를 육안으로 보기가 힘들고,

2 mg/dl 이상일 때는 황달 상태가 흰 눈동자 등에서 육안으로 보이기 시작하고

3 mg/dl 이상일 때는 황달 상태가 눈 주위를 비롯한 얼굴, 손바닥, 발바닥 등의 피부에서 육안으로 확실히 보입니다.

빌리루빈은 담즙이 황갈색을 띠게 하는 색소물질입니다.

간질환이 좋아지면 담즙 합성과 배설이 잘 되어 혈액 중에 빌리루빈 값이 낮아지고, 간질환이 나빠지면 담즙합성과 배설이 잘 안 되어 혈액 중 빌리루빈 값이 올라갑니다.

간의 합성기능과 배설기능, 해독기능은 간의 매우 중요한 3대 기능으로 간질환의 중증 정도를 알 수 있는 중요한 지표입니다.

빌리루빈은 직접형 빌리루빈과 간접형 빌리루빈이 있는데 간이

☞중요

황달의 원인이 되는 질환은 주로 급·만성 간염, 간경변증, 간암, 담관암, 췌장암, 담석증 등입니다.

☞**대안**

평소에 담즙 분비가 잘
되게 하려면
-바보가 되어 무조건
웃으십시오. 그리고
-절대 안정
-인진쑥 달인 물
-재첩국
-옥수수차
-UDCA(우루사)
-커피관장
등이 도움이 됩니다.

나 담도질환에서는 직접형 빌리루빈 값이 올라가고 용혈성 황달 등에서는 간접형 빌리루빈 값이 올라갑니다.

간장은 담즙을 생산하여 담도를 통해 십이지장으로 배출시킵니다. 이 담즙의 생성과 배설의 흐름이 순조롭지 않으면 담즙 색소인 빌리루빈이 혈액 중으로 역류되어 황달이 나타납니다.

황달의 주요 원인은 급만성 간염이나 간경변증 등으로 간세포가 대량 파괴되거나, 어떤 원인에 의한 간기능 저하로 인하여 빌리루빈과 유로빌리노겐을 담즙으로의 처리 능력이 떨어졌기 때문입니다.

또 다른 원인으로는 담즙을 생산은 했으나 그 흐름이 순조롭지 않기 때문인데, 이는 주로 간암, 담관암, 췌장암, 담석증 등으로 담관을 압박하거나, 만성간염이나 간경변증 등으로 염증이 심해 부종으로 담관을 압박하여 담관이 좁아지거나 막혀서 발생됩니다.

급성 간염에서 황달이 나타나는 경우가 있으나 만성 간염에서는 황달은 거의 없다고 보아야 합니다.

만일, 만성 간염 또는 간경변증, 간암 같은 중증 간질환 상태에서 황달 증세가 보이면 심각한 상태라고 보아야 합니다.

대부분의 경우에 간경변증이 진행될수록 총 빌리루빈 값은 높아지므로 간경변증에서는 매우 중요한 지표입니다.

그리고 간경화일 때, 황달이 심하게 나타나면 즉시 전문의를 찾아 간암, 담관암, 담낭암, 췌장암 등의 검사를 하셔야 합니다.

일반적으로 간경화증이 진행되어 간의 합성기능이 떨어지면 총 단백, 알부민, 콜린 에스테라제, 콜레스테롤, 프로트롬빈 값은 감소하면서 빌리루빈 값은 상승합니다.

간의 배설기능이 떨어지면 ALP, 감마 GPT, 콜레스테롤 값은 상승하면서 빌리루빈 값도 상승합니다.

⑧ Ammonia(혈중 암모니아)
정상값: 20~120㎍/㎗ (diffusion 법)

혈중의 '암모니아에 함유된 질소(N)량'을 측정하는 것으로, 간장의 해독능력을 가늠할 수 있고, 간경화증에서 간성혼수를 예측하거나 혼수 치료 경과를 파악하는 데 긴요하게 쓰입니다.

암모니아 값이 높으면 간경변증 같은 중증 간질환을 의심해야 합니다. 왜냐하면 간의 합성, 배설, 해독의 3대 기능 중 하나인 해독기능이 떨어졌기 때문입니다.

혈액 중의 암모니아 상승 요인은 소화 흡수되지 못한 음식물 중의 단백질이 대장의 악성세균들에 의해 부패되어 과도하게 암모니아가 생성되는 경우와 체내 단백질이 간장이나 근육 등에서 대사되는 과정에서 생긴 암모니아가 증가되는 경우로 나눌 수 있는데, 이 암모니아는 간의 요소 회로에 의해 요소(Urea)로 해독되어 신장을 통해 소변으로 배설됩니다.

그런데 간경화증 같은 중증 간질환으로 심하게 간세포가 파괴되면 간기능 저하로 혈중 암모니아는 요소(Urea)로 전환되지 못하게 됩니다. (해독기능 저하)

이렇게 되면 자연히 혈 중의 암모니아 농도는 상승하게 됩니다.

또한 문맥압 항진으로 문맥혈에 섞인 암모니아가 간으로 들어가지 못하면 혈 중에 상승하게 됩니다.

☞ **대안**

간경변증일 때 암모니아 값 상승을 예방하려면 가능한 한 동물성·식물성 단백질의 과도한 공급을 줄이고 락툴로오즈 시럽, 녹즙, 커피 관장 등으로 대변횟수를 상황에 따라 1일 3회~5회 정도로 조절해야 합니다.

☞ **대안**

혈중 암모니아 상승은 심하게 간세포가 파괴되었다는 것이고, 간경화 등의 중증 간질환을 의미합니다.

때문에 보호자가 명심해야 할 것은 혈중 암모니아가 많이 상승되어 있으면 간성혼수가 올 가능성이 많으므로 락툴로오즈 시럽을 이용하여 대변 횟수를 1일 4~5회로 조절해야 합니다.

그리고 헛소리를 하는 등의 간성혼수 조짐이 보이면 응급상황이므로 즉시 큰 병원으로 옮겨 전문의의 적절한 치료를 받아야 합니다.

간경변증과 같은 중증 간질환인 경우에 대장에서의 과도한 암모니아 생성과 문맥압 항진과 간의 해독기능이 떨어져 혈중에 암모니아 값이 증가하면 간성뇌증(간성혼수)의 가장 중요한 원인이 됩니다.

☞**참고**

BUN(혈액요소질소) 정상값: 7~25 ㎎/㎗

혈 중의 '요소(Urea)에 함유된 질소(N)량'을 측정하는 것으로, 통상적으로 이 질소(N)를 요소(Urea)와 같은 의미로 사용되고 있습니다.

암모니아는 간의 요소 회로에 의해서 무독성인 요소(=BUN)로 바뀌어서 거의 신장을 통해서 배설됩니다.

신장의 기능이 저하된 경우에는 효과적으로 BUN이 배설되지 못하기 때문에 혈중의 BUN 농도가 증가하게 됩니다. 그러므로 BUN 검사는 주로 신장 기능검사의 수단으로 이용됩니다.

⑨ Platelet(혈소판)
정상값: 20만~30만/㎣

프로트롬빈과 같이 혈액 응고 · 지혈에 관여합니다.

간경변증이 진행될수록 간장 내부의 구조적 변화로 인하여 간장 내부로 혈액이 통과하기가 힘들어집니다. 그렇게 되면 문맥을 통해 간장으로 가는 혈액이 잘 들어가지 못해 문맥압이 높아지게 됩니다. 그러면 간으로 들어가는 문맥혈관이 커지기도 하고, 문맥계의 많은 혈액이 간장 밖에서 정체되어 문맥압 항진이라는 대단히 좋지 않은 상태가 됩니다.

혈소판 감소의 원인은 많으나, 주로 비장에 혈액이 정체되면 비장이 커지게 됩니다. 그렇게 되면 자연히 혈액 중의 혈소판이 비장에 과량 고이게 됩니다. (비장 종대로 인한 혈소판 분포 이상)

비장은 수명이 다한 혈구를 파괴하는 기능을 가지고 있습니다. 문맥압 항진으로 비장이 커지면 비장의 혈구파괴 능력이 항진되어 정상적인 혈구까지 파괴합니다.

적혈구가 많이 파괴되면 빈혈이 오고, 백혈구가 많이 파괴되면 백혈구 감소로 면역이 떨어지게 되어 질병에 대한 저항력이 떨어지게 됩니다.

혈소판이 많이 파괴되면 혈소판 감소로 혈액응고 등에 문제가 생겨 잦은 출혈이 생기고, 그 출혈이 쉽게 멈추어지지 않습니다.

간경변증에서 오는 중요한 합병증의 하나가 비장 종대이고, 그 비장종대로 가장 문제가 되는 것이 혈소판 감소입니다.

혈소판 감소의 또 다른 원인으로 혈소판은 거의 골수에서 만드는데 혈소판 생성에 관여하는 물질을 간장에서 생성하므로 간경변증으로 간기능이 저하되면 혈소판이 감소되기도 합니다.

만성간염일 때 GOT·GPT 수치가 상승하는 등의 간질환 증세가 있으면서 혈소판이 많이 감소되어 있다면 반드시 간경변증을 의심해 봐야 합니다.

간경변증일 때는 혈소판 값이 떨어져 있는 경우가 많기 때문입니다.

그리고 간경변증이 있으면서 혈소판이 많이 감소되어 있다면 전문의를 찾아 주기적으로 철저한 간암검사를 해야 합니다.

이처럼 혈소판 감소의 원인이 되는 비장 종대는 간경변증의 중요한 합병증의 하나입니다.

중요

만성간염인데 종종 비장이 커져 있는 사람이 있습니다.
예외의 경우도 있을 수 있으나, 이런 분들은 간경변증이 올 가능성이 많으므로 간경변증에 준하는 정신적·육체적 안정을 취하면서 치료에 전념하셔야 합니다.

☞ **중요**

간암환자의 80~90%
가 간경변증에서 진행
되므로 간경변증일 때
는 2~3개월을 주기로
초음파나 AFP검사, 혈
소판 검사 등을 하여
간경변증의 진행과정을
살피고, 간암의 조기 발
견에 힘써야 합니다.

⑩ AFP(알파-피토 프로테인)
정상값: 10ng/㎣ 이하

AFP는 주로 원발성 간암일 때 혈액 중에 증가하므로 간암 진단 시 참고하는 지표인데 상승된 현시점보다는 점진적으로 계속 상승하면 간암을 의심해야 합니다. AFP 값이 400ng/㎖ 이상이면 예외의 경우도 있을 수 있으나, 원발성 간세포암(HCC)일 때가 많고, 2000~5000ng/㎖ 이상으로 현저한 증가를 보일 때에는 원발성 간세포암이 거의 확실하다고 봐야 합니다. (물론 예외의 경우도 있습니다.)

이런 경우에는 전문의의 지시에 따라 초음파, CT, MRI 등의 검사를 해야 합니다.

Feto(피토)란 태아라는 뜻이 있으며 AFP란 태아의 간에서 합성되는 태아성 단백질이므로 성인이 되면 저절로 없어집니다.

그러나 특이하게도 간암 세포는 이 태아 단백질을 생산하므로 원발성 간암일 때는 혈액 중에 현저한 증가를 볼 수 있습니다.

그런데 간염, 간경변증 등으로 간세포가 파괴되어 재생(GOT·GPT값 상승 후 하강)할 때도 AFP 값이 일부 상승하기도 합니다. 또한 원발성 간암이 진행되어 심각한 데도 AFP 값이 정상인 경우도 있습니다. 때문에 AFP값이 높다 해서 간암이고, 낮다 해서 간암이 아닌 것은 아닙니다.

일반적으로 간암이 진행될수록 AFP 값과 r-GTP, ALP 값이 상승해 있을 때가 있습니다. 그리고 AFP는 원발성 간암의 진단에 참고하는 중요한 지표이기도 하지만, 간암이 진행하면 계속 점진적 상승을 보이고, 치료되는 과정이면 감소하므로 간암 치료 효과를 알아보는 데 좋은 자료이기도 합니다.

간경변증일 때는 간암이 올 가능성을 보호자는 꼭 염두해 두고, 검사 때 정기적으로 간암검사를 추가로 신청하십시오.

간경변증일 경우에 대상성(초기) 간경변증이거나 간염이 비활동성일 때 간 기능검사(혈액검사)는 1~2개월에 1회 정도 하시고, 간암 조기 발견을 위해 적어도 3개월마다 AFP검사(혈액검사)와 초음파 검사를 추가로 신청하십시오.

그리고 비대상성(중기-말기) 간경변증이거나 간염이 활동성일 때는 상황에 따라 1개월에 1회 정도 간기능검사(혈액검사)를 하시고, 최소한 1~2개월에 1회 정도는 AFP나 초음파 검사 등을 병행하여 간암 조기발견에 힘써야 합니다.

중요

그러므로 B형 바이러스 간염이나 특히 간경변증일 경우에는 혈액검사 시 AFP검사와 초음파검사 등을 병행해서 간암 조기발견에 참고해야 합니다.

대안

간경화 꼭 초기에 회복합시다.

중요

대장암(직장암 포함)에서 전이된 간암일 경우에는 CEA값이 상승할 수 있습니다.

[간장병 진행에 따른 검사값의 변화]

	검사항목	정상값	간기능이 나빠지면
간세포 파괴정도	GOT(AST)	40단위 이하 (가능한 한 20단위 이하로 유지하십시오.)	상승 ↑ 간세포 파괴가 심할수록 상승
	GPT(ALT)		
	LDH	200~500단위	
합성기능	T.Protein (총단백)	6.5~8.0g/dℓ	하강 ↓ 간경변증과 간암 같은 중증 간질환에서 간의 합성기능이 떨어지면 혈액 중의 수치 하강, 빌리루빈 값은 상승
	Albumin (알부민)	3.5~4.5g/dℓ	
	Prothrombin Time (프로트롬빈타임)	(약11초~12초) 75~100%	
	Cholinesterase (콜린에스테라제)	180~460 단위	☞참고
	Cholesterol (콜레스테롤)	120~220mg/dℓ	간세포의 합성기능이나 배설기능이 떨어지면 혈중 prothrombin 양이 적어져 prothrombin Time 은 지연되고(12초 이상으로), prothrombin 수치는 떨어집니다. (75 % 이하로)
	Bilirubin (총 빌리루빈)	0.2~1.0mg/dℓ	상승 ↑
배설기능	Bilirubin (총 빌리루빈)	0.2~1.0mg/dℓ	상승 ↑ 폐쇄성 간·담도 질환으로 담관 어딘가가 좁아지거나 막혀 담즙의 흐름이 나빠지면 혈액 중에 상승(황달)
	Cholesterol (콜레스테롤)	120~220mg/dℓ	
	ALP(알칼라인포스 파타제)	30~115u/L	
	r-GTP (감마-지티피)	0~60u/L	
해독기능	Ammonia (암모니아)	20~120μg/dℓ (diffusion법)	↑ 간의 해독기능이 떨어지면 상승

(정상값은 검사소마다 약간씩 다를 수 있고, 때로는 크게 다를 수 있으니 해당 검사소의 정상값을 참조하십시오.)

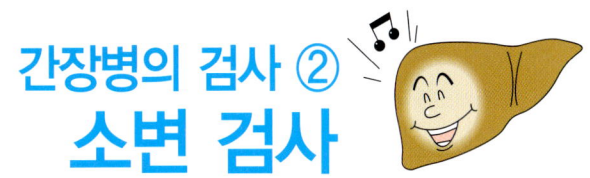

간장병의 검사 ②
소변 검사

소변검사 중에서 간장병에 대한 이상 징후를 알 수 있는 간 기능에 대한 검사로는 뇨빌리루빈 검사와 뇨유로빌리노겐 검사가 있습니다.

그리고 합병증으로는 신장병에 대한 뇨단백 검사와 당뇨병에 대한 뇨당 검사가 있습니다.

① 뇨빌리루빈 검사

간기능 이상이나 담도에 이상이 와서 담즙분비 장애로 인한 황달 유무를 알아보는 검사입니다.

빌리루빈은 간에서 합성된 담즙에 포함되어 담낭을 거쳐 담관을 통해 십이지장으로 배출되어 일부는 재흡수되고, 일부는 대변에 섞여 체외로 배설됩니다.

간세포가 대량으로 파괴되거나, 여러 원인으로 간기능에 이상이 있어 담즙 합성기능이 떨어지거나 담도에 이상이 생겨 담즙배설에 장애가 생기면 직접형 빌리루빈이 역류하여 혈액 중에 흡수되어 혈액을 타고 전신으로 퍼져 돌다가 신장에서 소변으로 대량 배출됩니다. (혈중 빌리루빈 상승, 뇨빌리루빈 양성)

이 소변에 다량 포함된 빌리루빈을 뇨빌리루빈이라 합니다.

이렇게 되면 전신이 노랗게 되고 소변은 노란 거품이 많이 생기며 맥주나 홍차 색 같은 진한 황갈색으로 변합니다.

그리고 빌리루빈이 적게 섞인 대변 색은 희뿌연 색으로 변하게 됩니다. 흔히들 이런 상태를 황달이라 합니다.

뇨빌리루빈은 간 기능의 이상이나 담즙배설 장애 시에 황달이 오면서 뇨 중에 증가합니다.

② 뇨유로빌리노겐

황달의 원인을 파악하는 데 중요한 검사입니다.

유로 빌리노겐은 담즙에 섞여 십이지장으로 배출된 빌리루빈이 장내 세균에 의해 분해된 것입니다. 이 유로빌리노겐은 장에서 흡수되어 간으로 되돌아가 일부는 다시 빌리루빈이 되고 나머지 일부는 간을 지나 신장을 거쳐 소변으로 배출됩니다. 이 때문에 소변색이 노랗습니다. 그런데 간기능에 이상이 생기면 간에 흡수된 유로빌리노겐은 다시 빌리루빈으로 처리되지 못해 장관 배설이 안 됩니다. 그러면 자연히 처리되지 못한 과량의 유로빌리노겐이 신장을 거쳐 소변으로 배출됩니다. 이 소변에 포함된 유로빌리노겐을 뇨유로빌리노겐이라 합니다. 이렇게 되면 전신이 노랗게 되고 소변은 노란 거품이 많이 생기며 진한 황갈색으로 변합니다. 흔히들 이런 상태를 황달이라 합니다.

그 외에 과로, 변비 등의 경우에도 소변에 과량의 유로빌리노겐이 나올 수 있으므로, 소변이 거품을 내면서 노란색을 띈다 해서 무조건 간 기능에 이상이 있는 것은 아닙니다.

급성 간염으로 오는 황달에서는 유로빌리노겐이 간에서 다시 빌리루빈으로 처리하지 못해 과량의 유로빌리노겐이 신장을 거쳐 소변으로 배출됩니다.

그러나 간경변, 간암, 담관암, 췌장암 등의 담도 폐쇄성 간·담도 질환에서 오는 황달은 담즙 흐름이 막혀 담즙에 섞인 빌리루빈 자체가 십이지장으로 배출되지 않기 때문에 자연히 장에서 유로빌리노겐이 만들어지지 않아 유로빌리노겐은 소변으로 배출되지 않습니다.

그렇기 때문에 뇨유로빌리노겐은 간기능에 이상이 오면 황달이 오면서 뇨 중에 증가하고, 반대로 뇨유로빌리로겐은 어떤 원인으로 담즙배설 장애가 오면 황달이 오면서 뇨 중에 감소합니다.

즉, 뇨유로빌리노겐은 황달의 원인이 간의 합성기능 장애에서 오는 황달인 경우에는 뇨 중에 증가하고(주로 급성간염) 가의 담즙 배설기능 장애에서 오는 황달인 경우에는 뇨 중에 감소합니다.

(주로 간경변, 간암, 담관암, 췌장암 등의 담도 폐쇄성 간·담도 질환)

☞중요

이때는 황달이 나타나기 전에 이미 뇨유로빌리노겐 양이 많아집니다.

간경변증의
5대 합병증

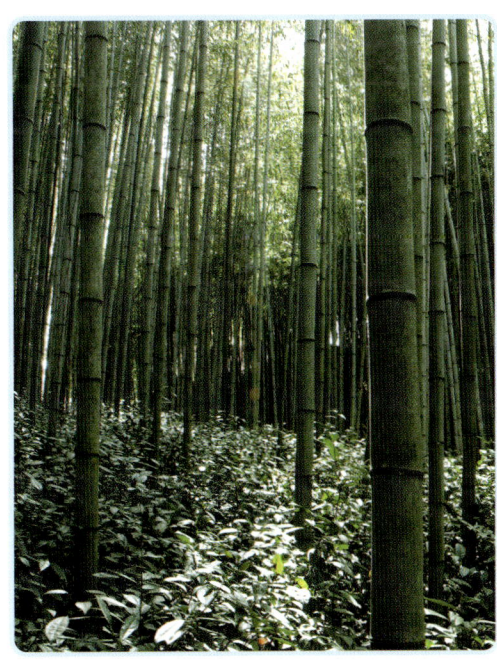

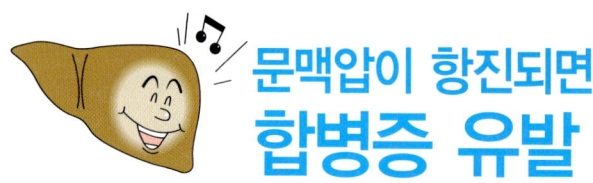

문맥압이 항진되면
합병증 유발

▷대안

간경화란?
피가 간으로 잘 들어가지 못하는 병이므로
문제 1) 치료하려면 어떻게 해야 할까요?
① 계속해서 피가 간으로 못 들어가게 한다.
② 피가 간으로 잘 들어가게 한다.

문제 2) 피가 간으로 잘 들어가게 하려면?
① 등산
② 뛴다.
③ 앉는다.
④ 누워 있다.

간경화란?

"피가 간으로 잘 들어가지 못하는 병" 입니다.
그로 인해 나쁜 증세와 합병증이 오는 병입니다.

몸 안의 대부분의 장기는 혈액이 들어가는 동맥과 혈액이 나가는 정맥으로 되어 있습니다. 그런데 간장은 특이하게도 혈액이 들어가는 혈관이 2개 있습니다. 간동맥과 간문맥(문맥)입니다.

간동맥은 간장에 공급되는 혈액의 약 1/4과 산소를 공급하며, 문맥은 간장에 공급되는 혈액의 나머지 약 3/4과 산소를 공급하는데, 이 문맥혈은 위, 소장, 대장, 췌장, 비장 등으로부터 흡수된 영양분·호르몬 등과 대장에서 발생된 독성가스 등이 함께 섞여 간장으로 흘러 들어갑니다.

다시 말해 물, 음식, 술, 약 등 우리가 먹어서 소화·흡수된 대부분과 췌장에서 분비된 호르몬 등 그리고 대장에서 발생된 암모니아를 비롯한 독성 가스들까지 모두 문맥혈에 섞여 간장으로 들어갑니다.

그리고 간장을 통과한 영양분이 풍부한 혈액은 간정맥을 통해

<문맥압 항진으로 인한 증상들>

1. 식도 정맥류가 생깁니다.

2. 비장이 커져 혈소판 감소로 출혈을 일으킵니다.

3. 복수가 생길 수 있습니다.

4. 배꼽 주변의 정맥이 불뚝 튀어나와 보입니다.

5. 치질이 생기거나 심해집니다.

빠져나가 대정맥을 통해 심장으로 간 뒤, 전신으로 흘러가 영양물질 등을 공급합니다.

간을 통과하는 혈액량은 1일 약 2톤(2000 l) 정도이고, 1분에 약 1.4 l 정도나 되는 많은 양입니다.

심장의 펌프작용으로 간장의 동맥혈은 압력이 높으나 문맥혈은 대부분 역류를 방지하는 판막도 없는 데다, 심장 펌프작용의 영향을 받지 않고 위장의 연동운동 등의 영향을 받기 때문에 동맥혈의 1/10밖에 안 되는 낮은 압력입니다.

그래서 문맥은 정맥의 일종이나 일반 정맥보다도 압력이 낮아 소화·흡수된 영양분 등이 문맥혈을 타고 간으로 들어가기가 힘이 듭니다.

그런데 간경변증일 때 간세포 파괴와 섬유화로 간이 굳어져 간장 내부에 혈류장애가 생기게 되면, 더욱 더 문맥혈은 간으로 들어가기가 힘이 들게 되어 문맥혈관의 압력이 높아집니다.

그렇게 되면 자연히 간으로 들어가는 문맥혈관이 커지고 문맥계의 많은 혈액이 밖에서 정체되어 문맥압 항진(문맥고혈압)이라는 대단히 좋지 않은 상태가 됩니다. 이 문맥압 항진으로 오는

문맥혈이 간으로 들어
가기 쉽게 수평으로 누
워 쉬어야 합니다.
먹고 자고, 먹고 자고를
반복해야 합니다. 왕처
럼 편안히 살아야 합니
다.
운전?
하지 마십시오.
청소?
안 됩니다.
등산?
안 된다니깐요.

부작용과 합병증은 이루 다 말할 수 없을 정도입니다.

간경변증에서 오는 사망의 원인인 합병증의 대부분이 이 문맥압 항진으로 오는 것입니다. 문맥압 항진으로 오는 제일 문제가 되는 것이 간경변증으로 인한 가장 높은 사망 원인이 되는 위·식도정맥류와 복수입니다. 그리고 울혈성 비장종대로 인한 비장기능 항진이 있습니다.

　그 외에 배꼽 주위의 복부정맥 확대(메두사 머리)와 치질 등의 중요 합병증이 있습니다.

간경변증의 합병증
식도정맥류

간경화란?

"피가 간으로 잘 들어가지 못하는 병"입니다.

그로 인해 나쁜 증세와 합병증이 오는 병입니다.

간경변증이 진행되면 앞에서 설명한 바와 같이 간세포 파괴와 섬유화로 간장 내부에 혈류장애가 와서 문맥압이 항진되어 문맥혈이 간장으로 쉽게 들어가지 못합니다.

그러면 문맥혈의 일부는 위, 식도, 복부, 직장 등의 다른 길로 우회하여 심장으로 갑니다.

문맥혈이 간으로 가지 못하고 우회하여 식도정맥으로 가면 자연히 식도정맥은 많아진 혈액량으로 압력이 높아집니다.

이렇게 되면 식도 중·하부와 위 상부에 있는 작은 혈관들이 조그맣게 혹처럼 튀어나와 풍선처럼 터질려고 부풀어 오르게 됩니다. 이런 상태를 식도정맥류라 합니다.

이 혈관은 혈관 벽이 얇은 데다, 물에 적신 창호지같은 얇은 점막으로 덮여 있어 압력에 약하고 쉽게 손상을 받습니다.

☞ 대안

간경화란?
피가 간으로 잘 들어가지 못하는 병이므로
1) 치료하려면 어떻게 해야 할까요?
 ① 피가 간으로 잘 들어가든 말든 나는 몰라!
 ② 피가 간으로 솔솔 잘 들어가게 해야 한다.

2) 피가 간으로 잘 들어가게 하려면?
① 인상을 무섭게 한다.
② 화를 낸다.
③ 바보처럼 누워서 잔다.

식도정맥류는 많고 적고, 크고 작고 상관없이 매우 위험하기 때문에 반드시 전문의 지시에 따라 적절한 조치를 해야 합니다.

특히 알콜성 간경변증일 경우에 거의 이 식도정맥류 파열로 사망하게 되니 예방에 힘써야 합니다.

한 보고서에 의하면 이 식도정맥류는 기침이나 심한 재채기에도 파열될 수 있다 하니 자극에 얼마나 약한지를 짐작할 수 있습니다.

그리고 문맥압 항진으로 식도, 위, 십이지장 점막의 혈액이 정체되면 점막벽에 산소와 영양분 등이 잘 공급되지 않아 점막의 방어시스템이 저하되어 간경변증 환자는 딱딱하고 거친 음식을 먹다가 점막에 쉽게 상처가 나기도 하고, 위·십이지장염이나 궤양이 잘 생깁니다. 그리고 그 부위가 출혈을 하면 혈소판, 프로트롬빈 등 혈액응고 물질이 부족해 출혈이 잘 멈추지 않습니다.

간경변증이 진행되면 간장은 간세포 파괴와 섬유화로 더 굳어져 문맥혈은 더욱더 간장으로 들어가기가 어려워지고 식도정맥으로 가는 양이 많아집니다. 결국 문맥압은 높아지고 식도정맥류는 많아지고 커집니다.

이 때문에 딱딱하거나 거친 음식, 지나치게 차거나 뜨거운 음식, 또는 맵고 짠 자극성 음식은 매우 위험하고 해롭습니다.

☞ 대안

'먹고 자고, 먹고 자고'를 반복하면서, 늘 웃고 바보죽을 1일 5~8회로 조금씩 여러 번 나누어 드십시오.

그리고 녹즙이나 락툴로즈시럽 등을 이용하여 대변을 딱딱하지 않게 부드럽게 1일 3회 이상 보아야 합니다.

> 특히 위·식도정맥류가 있을 경우에는 부풀어 오른 혈관이
> ① 딱딱하고 거친 음식과의 마찰로 상처가 나거나
> ② 흥분, 격분, 격동 등 각종 스트레스로 혈압이 상승하거나
> ③ 변비 등으로 대변 볼 때 힘을 준다든가 하면
> 위·식도정맥류가 터져 대량 출혈로 생명이 위태롭게 됩니다.
> (위·식도정맥류 파열)

식도정맥류가 터져 과량의 피가 나오면 토하기도 하고 붉은 피 색의 대변을 누지만, 소량의 피가 나오면 토하지 않고 위 속으로 가 붉은 색의 피

가 위산에 변색되어 대변과 섞여 자장면 색과 같은 검붉은 색의 대변이 나옵니다.

한 보고서에 따르면 간경변증 환자의 약 1/2 가량이 식도정맥류가 있고, 식도정맥류가 있는 환자의 약 40%가 그 출혈로 2년 이내에 사망한다고 합니다.

또한, 식도정맥류가 파열된 사람의 약 30%가 출혈 즉시 사망하고, 60% 정도는 수개월 안에 재출혈하는 무서운 합병증입니다.

그리고 식도정맥류 출혈이 간환자 사망률의 약 60% 정도를 차지할 정도이니 간질환의 가장 높은 사망원인이라 할 수 있습니다.

간경변증이 심해질수록 식도정맥류 파열의 위험은 커지고, 설사 식도 정맥류 파열이 아직 없다 해도, 위・십이지장염이나 궤양 등으로 위장출혈이 있을 수 있습니다.

식도정맥류 출혈은 매우 위급한 상황이므로 지체 없이 큰 종합병원으로 가 적절한 응급치료를 받아야 합니다.

응급치료가 늦어지면 혈압이 내려가 산소부족 등으로 간은 물론 뇌, 신장, 심장 등이 나빠져 매우 위험합니다.

특히 알콜성 간경변증 환자는 이 식도정맥류 파열에 의해 사망하는 경우가 가장 많으니 전문의를 찾아 더욱 예방치료에 힘써야 합니다.

식도

위, 식도정맥류
(정맥이 풍선처럼 터질려고 부풀어 마치 염주알 같다.)

문맥

〈문맥압 항진으로 인한 식도정맥류〉

중요

간경변증 환자의 식도정맥류 파열은 이렇게 매우 위험하나, 어느 정도 예방이 가능하니 정기적으로 전문의를 찾아 내시경 검사 등을 해서 식도정맥류가 있으면 식도정맥류 파열의 예방에 힘써야 하고 전문의 지시에 따라 적절한 치료를 해야 합니다.

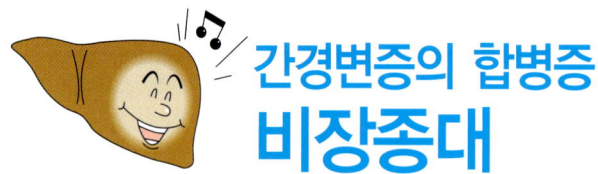

간경변증의 합병증
비장종대

📢 **대안**

간경화란?
피가 간으로 잘 들어가
지 못하는 병이므로
1) 빨리 나으려면 어떻
게 해야 할까요 ?
  ① 피가 간으로 들어
가든 말든 상관 않는다.
  ② 피가 간으로 잘 들
어가게 한다.

2) 피가 간으로 잘 들어
가게 하는 구체적인 방
법은 ?
① 앉아서 TV 본다.
② 누워서 신문 본다.
③ 누워서 잔다.

> ## 간경화란?
>
> "피가 간으로 잘 들어가지 못하는 병"입니다.
> 그로 인해 다른 장기들이 나빠져 합병증이 오는 병입니다.

비장은 T임파구를 생산하는 등 면역에 관한 기능을 하며, 혈액을 저장하고 오래된 혈구를 파괴하여 혈액 성분을 조절하는 매우 중요한 장기입니다.

비장을 순 우리말로 '지라'라고 하는데, 위치는 위의 뒤쪽, 좌측 신장과 횡격막 사이에 있고, 크기는 약 12Cm 정도입니다.

그런데 만성간염이나 간경화 등으로 커지면 왼쪽 갈비뼈 아래에서 만져지기도 합니다.

간경변증으로 간장 내부에 혈류장애가 오면 앞에서 설명한 문맥압 항진으로 문맥혈이 간장으로 잘 들어가지 못해 문맥계의 많은 혈액이 정체됩니다. 그 중 하나인 비장에서 간장으로 가는 문맥혈이 정체되거나 우회하여 비장에 혈액이 많이 고이는데, 이렇게 비장에 혈액이 많이 고여 비장이 커지는 것을 울혈성 비장종대라 합니다.

혈액은 적혈구, 백혈구, 혈소판 등으로 되어 있습니다. 혈구의 수명이 다하면 비장 등에서 이들을 파괴합니다.

그런데 문맥압 항진 등으로 비장이 커지면 비장의 혈구파괴능력이 항진되어 정상적인 혈구까지 파괴합니다.

적혈구가 많이 파괴되면 빈혈이 오고, 백혈구가 많이 파괴되면 백혈구 감소로 면역이 떨어지게 되어 질병에 대한 저항력이 떨어집니다.

> 그리고 혈소판이 많이 파괴되면 혈소판 감소로 혈액응고 등에 문제가 생겨 잦은 출혈이 생기고 그 출혈이 쉽게 멈춰지지 않습니다.
> 간경변증에서 오는 중요한 합병증의 하나가 비장 종대이고, 그 비장 종대로 인한 큰 문제점이 이 혈소판 감소입니다.

비장 종대는 간경변증에서 흔히 나타납니다. 만성간염인데, 비장이 꽤 커져 있는 사람도 종종 있습니다.

예외의 경우도 있을 수 있지만 이런 분들은 간경변증 문턱까지 간 경우입니다. 이런 분들은 간경변증 상태가 아니어도 간경변증에 준하는 정신적, 육체적 안정을 취하면서 치료에 전념해야 합니다.

☞중요

만성간염 시 혈소판이 감소되어 있다면 간경변증을 의심해 보아야 하고, 간경변증일 때에 혈소판이 많이 감소되어 있으면, 주기적으로 간암검사를 꼭 해야 합니다.

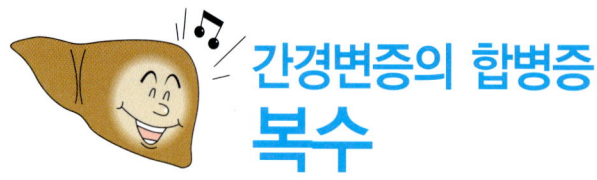

간경변증의 합병증
복수

🔖 대안

간경화란?
피가 간으로 잘 들어가
지 못하는 병이므로
1) 치료하려면 어떻게
해야 할까요 ?
① 피가 간으로 계속
못 들어가게 한다.
② 피가 간으로 잘 들
어가게 해야 한다.

2) 피가 간으로 잘 들어
가게 하는 구체적인 방
법은 ?
① 청소한다.
② 설거지한다.
③ 편안히 앉아서 쉰다.
④ 누워 잔다.

대부분 간경변증 환자는 복수의 합병증과 식도정맥류 파열로
생명이 위독하게 됩니다

[복수란?]

누구나 복강 내에 물이 약 300cc 정도는 있는데, 혈관 안에서
위장 밖의 복강 내로 물이 빠져나와 1000cc가 되고 심한 경우에
는 1500cc~2000cc 이상까지 차서 위, 소장, 대장 등이 물 속에
잠기는 좋지 않은 현상입니다.

초기에는 발등이나 발목 등 하지에 부종이 생깁니다. 많아지면,
배가 나오면서 배꼽이 튀어나오고, 위장을 압박해 소화장애가 오
고, 횡격막을 밀어 폐를 압박해 호흡곤란이 오기도 하고, 탈장이
되어 남자 고환에 물이 차 고환이 커지기도 합니다.

복수의 원인으로는

▲혈중 알부민 값 저하 (간의 단백질 합성기능 저하)

▲문맥압 상승

▲신장기능 이상

▲대사기능 저하 (알도스테론, 바소프레신 등 소변을 억제시키는 호르몬을 분해시키는 능력 저하) 등입니다.

[복수의 주범은 단백질 합성 기능 저하]

복수의 원인 중에서 제일 문제가 되는 것이 간의 알부민 합성 기능 저하입니다.

간장의 단백질 합성기능이 저하되어 혈액 내 알부민 값이 떨어지면 삼투압 작용에 의해 혈관 내의 수분이 자꾸 혈관 밖으로 빠져 나갑니다.

그리고 혈청알부민은 삼투압에 의해 조직 내의 물을 혈관 안으로 끌어들이는데, 알부민이 부족하면 삼투압이 떨어져 복강에 있는 복수를 빨아들이는 힘이 약해져 복수가 혈관 안으로 들어오지 못하고, 자꾸 혈액의 수분이 혈관 밖으로 빠져나가는 악순환이 생깁니다.

그래서 알부민을 주사로 보충해 주면 삼투압이 올라가 복수를 혈관 내로 끌어들여 콩팥을 통해 소변으로 배출시킬 수 있습니다.

그런데 이뇨제는 혈관내의 수분을 콩팥을 통해 소변으로 배출시키지만, 혈관 밖에 있는 복수를 콩팥을 통해 배출시키지는 못하기 때문에 복수가 있을 때는 알부민을 보충하면서 이뇨제를 쓰면 비교적 적은 양의 이뇨제로도 용이하게 복수를 뺄 수 있다고 합니다. 여기서도 절대 안정해야 하고 '먹고 자고, 먹고 자고'를 반복해야 합니다.

중요

알부민 주사는 인간의 혈액에서 만든 혈장 단백질이므로 간장의 대사 과정에서 암모니아 해독에 장애가 생기면 간성혼수의 원인이 될 수 있습니다.
그러므로 혈장 암모니아 값과 BUN(혈액 요소 질소) 값을 검사한 후에 알부민을 투여해야 합니다.
때문에 알부민 주사는 전문의의 지시에 따라야 합니다.

참고

복수시 알부민 주사에 관한 더 자세한 사항은 유럽 최초 간이식 수술을 성공한 독일 본 대학의 이종수 교수님의 '간다스리는 법'을 참조하십시오.

간장으로 가는 문맥 혈류량은 누웠다가 앉거나 서 있으면 40% 정도 감소하고, 서서 운동을 하거나 일을 하면 최고 80% 정도까지 감소한다고 합니다.

즉, 서서 움직이다가 누워 안정을 취하거나 잠을 자면 간장이나 신장으로 가는 혈류량은 최고 3배까지 증가한다고 합니다.

[복수의 치료 요령]

☞주의
간경변증 환자가 복수가 있을 때 환자 자신이 판단하여 영양제 주사나 포도당 주사를 맞으면 복수가 더 많아질 수 있으므로 전문의의 지시를 따라야 합니다. 명심하셔야 합니다.

알부민을 보충해주면 이뇨제를 적게 쓰면서도 복수를 뺄 수 있다고 합니다. 그리고 간경변증 환자는 간은 물론 폐, 심장, 신장 등 각종 장기에 이상이 있을 수 있으므로, 전문의의 지시에 따라 20% 100cc 알부민 한 병을 2-3시간 이상 천천히 맞아야 합니다. 알부민 정상 값은 3.5%∼4.5%입니다. (3.5g/㎗∼4.5g/㎗)

전문의와 상의하여 알부민 값을 최소 3.5 이상 유지하고, 가능하면 4.0 가까이 끌어올려야 합니다.

[복수의 문제점]

-물은 흐르지 않고 고이면 썩는 성질이 있습니다-

1. 복수가 차면 환자는 일단 육체적으로 더 힘들고 시각적으로 배가 나오고 심하면 배꼽이 튀어나오니 컨디션 조절이 매우 중요한데 절망하고 불안하고 우울해지는 등 기분이 나빠집니다.(컨디션 조절 실패)

2. 위장 등이 복수에 눌려 장의 연동운동이 잘 안 되므로, 소화가 안 되어 배가 부른 상태이기 때문에 먹는 것이 두려워집니다. 이 소화장애는 곧 체력저하로 이어집니다.

3. 간이 굳어 문맥압 상승으로 그렇지 않아도 혈액이 정체되는데 설상가상으로 복수에 눌려 문맥혈과 복부 정맥혈의 정체가 더욱 심해져 복수가 더욱 차는 현상이 가중되게 됩니다.

4. 장내 세균 등에 의해서 복막염 등으로 고생할 수가 있습니다. 설상가상으로 패혈증 등이 오면 매우 위험합니다.
(간경변증 환자는 이러한 염증 치료에 어려움이 많다고 합니다.)

5. 복수가 횡격막을 위로 압박하기도 하고 흉수가 차, 폐가 눌려서 호흡곤란이나 폐렴이 올 수도 있습니다.

복수의 문제점은 이외에도 수없이 많습니다. 그리고 이 문제점들은 사망에 이르게까지 하므로 복수 치료는 시간을 끌지 말고 속전속결로 해야 합니다. 꼭 꼭 명심하십시오. 그리고 평소에 이뇨효과가 우수한 옥수수차를 음용해야 합니다.

☞중요

복수는 초음파 같은 비교적 간단한 검사로도 진단이 가능하다고 합니다. 체중이 갑자기 늘어난다든가 배가 나오는 등의 이상이 조금이라도 느껴지면, 즉시 전문의를 찾아 확인해서 적절한 조치를 해야 합니다.

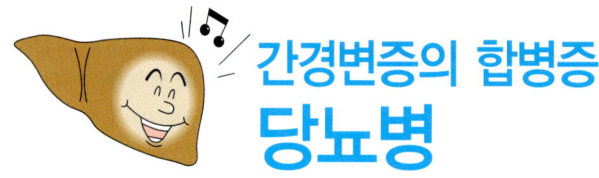

간경변증의 합병증
당뇨병

대안

당뇨병을 관리하려면 운동을 해야 하고, 간경변증을 관리하려면 절대안정을 해야 하는 곤란한 문제가 생깁니다. 이 때에도 절대안정을 하면서 필자의 당뇨에 도움이 되는 바보식이 요법을 하면 혈당이 떨어지는 데 도움이 될 것입니다.

보통 당뇨병은 췌장에서 인슐린을 생산하지 못거나, 세포내의 인슐린 수용환경이 나빠짐으로써 생깁니다.

그런데 간경변증이 진행되어 합병증으로 오는 당뇨병은 여러 가지 다른 원인이 있습니다.

간경변증은 설사 췌장에서 정상적으로 인슐린을 생산해도 간장이 굳어 문맥압이 높아지면 문맥혈에 섞인 인슐린이 간장으로 잘 들어가지 못하게 되어 여러 가지 당뇨 요인이 생깁니다.

그리고 간경변증 환자는 오랫동안의 간세포 파괴와 섬유화로 정상적인 간세포 수가 현저히 줄어들어 정상적으로 인슐린이 분비되어도 포도당을 저장당으로 제대로 전환하지 못합니다. 그래서 간의 당분대사 기능이 떨어져 고혈당증이 됩니다.

이렇게 되면 원래는 인슐린과 혈당은 반비례하는 데도, 혈액 속에 인슐린 양도 많아지고 혈당도 많아지는 고인슐린, 고혈당증의 기현상이 나타나기도 합니다.

결국은 간 기능이 떨어져 혈당이 올라가 있는데 췌장은 순진하게도 인슐린이 부족하여 혈당이 올라간 줄 알고 계속 인슐린을 무리하게 생산해 냅니다.

다시 말해, 간기능이 좋으면 인슐린을 정상적인 양만 생산해도 혈당이 정상이 됩니다. 그러나 간경변증 환자는 정상적인 간세포 수가 적어 인슐린 작용의 둔화로 인슐린을 충분히 생산해도 혈당이 잘 내려가지 않습니다.

당뇨약을 계속 늘려 췌장 세포를 계속 자극하면 췌장 세포는 쉬지 않고 인슐린을 계속 더 많이 만들어내다가 결국 췌장세포는 지쳐 망가지고 맙니다.

이렇게 되어 인슐린 생산을 거의 못하거나, 또는 당뇨약의 간 부담 때문에 인슐린 주사를 맞는 경우가 생깁니다.

한편으로 당뇨병은 만성간염을 간경변증이나 간암으로 진행시키는 큰 요인이기도 합니다. 그리고 간경변증을 더욱 악화시키기도 합니다.

대부분 당뇨약은 간장에 부담을 줍니다. 특히 간경변증이나 간암 같은 중증 간질환 환자는 당뇨약 선택을 신중히 해야 합니다. 반드시 전문의와 상의하여 간장에 부담이 적은 당뇨약을 선택해야 합니다.

필자의 당뇨에 관한 바보식이요법을 시작하면 대부분 혈당이 떨어지는 데 도움이 됩니다. 혈당을 날마다 식전 식후로 체크하여 혈당이 떨어지기 시작하면 전문의와 상의하여 당뇨약을 점차적으로 줄여가야 합니다. 이때 당뇨약을 줄이지 않으면 저혈당이 와 매우 위험하게 됩니다. 명심해야 합니다.

☞**대안**

간경화란? 피가 간으로 잘 들어가지 못하는 병이므로

문1) 치료하려면 어떻게 해야 할까요?
① 피가 간으로 들어가든 말든 그냥 둔다.
② 늘 피가 간으로 잘 들어가게 해야 한다.

문2) 피가 간으로 잘 들어가게 하려면?
① 물구나무를 선다.
② 누워서 고민한다.
③ 누워서 웃는다.

☞**중요**

대개의 경우 간질환 때문에 생긴 당뇨병은 간질환이 회복되면 자연히 정상으로 되돌아옵니다.
그리고 본래 낭뇨병이 있으신 분도 당뇨에 관한 바보식이요법을 열심히 하시면 도움이 되실 것입니다.

간경변증의 합병증
간성혼수

☞대안

간경화란? 피가 간으로 잘 들어가지 못하는 병이므로
문1) 치료하려면 어떻게 해야 할까요 ?
① 피가 간으로 안 들어가도 좋다고 생각한다.
② 피가 간으로 잘 들어가게 해야 한다.

문2) 피가 간으로 잘 들어가게 하려면 ?
① 운전한다.
② 짐을 옮긴다.
③ 누워 쉰다.

▶ 우리가 먹는 고기, 생선, 콩 등에 들어 있는 단백질은 일부 흡수되고 나머지는 배설되는데, 이 배설 과정에서 장내 세균에 의해 생성된 독성가스들은 대장벽의 혈관으로 대부분 흡수됩니다. 문맥혈을 통해 간장으로 흡수된 암모니아 등의 독성가스들과

▶ 간장과 근육의 단백질 대사 과정에서 생긴 노폐물인 암모니아를 포함한 질소성 노폐물 등은

간장의 요소 회로에 의해 해독되어 신장을 통해 소변으로 배출합니다.

이 때, 간장 기능이 떨어져 요소 회로에 문제가 생기면 암모니아 등은 분해되지 않습니다.

▶ 문맥압 항진으로 문맥혈에 섞인 암모니아가 간으로 들어가지 못하면 혈 중의 암모니아 값이 상승하게 됩니다.

그리하여 혈 중의 많아진 암모니아가 혈액을 타고 뇌 혈액 관문을 통과하게 되면 불면증이 오고, 손이 떨리고 헛소리를 하고 난폭해지다가 혼수상태가 오는 데 이 암모니아 중독 증상을 간성혼수(간성뇌증)라 합니다.

이 외에 간성뇌증의 원인은 위·식도정맥류 파열 등의 장내 출혈이나 간장의 뇌 대사물질의 생산 감소 또는 과량의 이뇨제로 인한 전해질 장애 등이 있습니다.

간경변증의 합병증은 치료보다도 예방이 더욱 중요합니다. 특히 이 간성뇌증은 어느 정도 예방이 가능하기 때문에 더욱 예방에 힘써야 합니다.

← 왕대안

간경변증 초기(대상성)일 때는

1일 대변 횟수가 3회 가능하다는 전제 하에서

소량의 식물성 단백질은 섭취해도 무방하지만,

동물성 단백질은 특별한 경우를 제외하고는 가능하다면 먹지 않는 것을 원칙으로 하십시오.

간경변증 중기·말기(비대상성)일 때는

1일 대변 횟수가 3회 가능하다는 전제 하에서

식물성·동물성 단백질 모두 다 상황에 따라 극히 제한하여야 합니다.

헛소리를 하는 등의 간성 뇌증의 조짐이 있을 때에는

상황에 따라 1일 대변 횟수를 4~5회로 늘려야 하고

식물성·동물성 단백질 모두 절대로 먹지 않아야 합니다.

☞중요

헛소리를 할 정도로 간성혼수 증세가 보이면 집에 있지 마시고, 즉시, 큰 병원으로 옮겨야 합니다.

〈문제〉 헛소리를 하는 간성혼수 증세가 보이면?
① 영양실조이므로 쇠고기를 먹는다.
② 생선을 먹어도 되므로, 생선 매운탕을 먹는다.
③ 락툴로오즈 시럽 등으로 빨리 설사를 시키고, 대변횟수를 1일 4~5회로 조절한다.

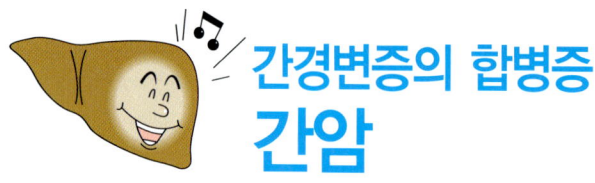

간경변증의 합병증
간암

☞중요

간암이 의심되는 경우
주로
① 우측 갈비뼈 아래에서 단단한 것이 만져지거나 통증이 심할 때
② 정상이 아니면서 GOT값이 GPT값보다 3배 이상 높을 때
③ AFP 값이 꾸준한 상승세를 보일 때
④ 간경화증인데 혈소판이 많이 감소되어 있을 때
⑤ 초음파나 CT, MRI 검사시 이상이 발견될 때 등입니다.

간경화란?

"피가 간으로 잘 들어가지 못하는 병"입니다.
그로 인해 합병증이 오는 병입니다.

간암은 간 자체에서 발생된 원발성 간암과 다른 장기에서 전이된 전이성 간암이 있습니다.

원발성 간암은 간경변증에서 진행된 경우가 대부분을 차지하고, 전이성 간암은 대장암(직장암 포함), 위암, 췌장암 등 다른 장기의 암에서 전이된 경우입니다.

혈액 검사 상 원발성 간암일 때는 일반적으로 AFP 값이 상승할 때가 많습니다.

우리나라 간암환자의 80~90%가 B형·C형 바이러스 간염에서 진행된 원발성 간암(주로 간세포암 HCC와 담관암)입니다.

때문에 B형·C형 간염에서 진행된 간경변증일 때는 더더욱 간암으로 진행될 가능성이 많다는 것을 꼭 꼭 염두해 두고, 치료에 임하셔야 합니다.

> 간경변증! 제발 초기에 회복합시다!
> 속전속결, 초전박살, 총력전이 매우 중요합니다.

간경변증은 특별한 경우를 제외하고는 통증은 거의 없는 편입니다. 설사 있다고 해도 묵직한 둔통 정도입니다.

만약 간경변증 환자가 심한 통증을 느끼거나 간종대로 간이 부어 만져지거나, 자주 열이 오르내리면 간암을 의심해 보아야 합니다.

특히 바이러스 간염이 진행한 간경변증의 경우는 2~3개월 간격으로 AFP(혈액검사)나 초음파 등의 간암검사를 병행하는 것이 간암 조기 발견의 요령일 수도 있습니다.

그런데 원발성 간암일 때는 AFP 값은 점진적 상승을 보이나, 원발성 간암인 데도 AFP 값이 정상인 경우가 종종 있습니다.

AFP의 상승은 간암 외에 만성간염, 간경변증 등으로도 상승할 수 있으나 AFP값이 꾸준히 증가하는 현상이 보이면 간암을 의심해야 합니다.

간암일 경우에는 대개 AFP 값은 상승하고, 간암이 진행할수록 담즙의 흐름이 방해를 받아 감마-GTP, ALP 값 등도 상승할 수 있습니다.

이때, 감마-GTP, ALP 값이 많이 상승해 있으면 담관암, 담낭암 등의 전이도 의심해 보아야 합니다.

간암도 다른 암과 마찬가지로 폐, 문맥, 담관, 담낭, 부신, 위 등 다른 장기로 전이되는 경우가 많습니다.

간암은 다른 암에 비해 진행이 빨라 일단 자각증세가 보일 경

☞대안

대장암(특히 직장암)으로 치료를 받고 계시거나, 과거력이 있으신 분들은 위, 폐, 간 등으로 전이가 잘 된다고 합니다.

특히, 간으로 전이될 가능성이 많다 하니 CEA(혈액검사)와 초음파검사 등으로 간으로의 전이 여부를 잘 살펴야 할 것입니다.

우는 꽤 진행된 상태입니다. 전문의들은 통상 간암말기의 경우에 생존 예측기간을 3~6개월로 봅니다.

통증, 복수 등 심지어는 갈비뼈 밑으로 돌덩이처럼 굳은 종괴가 보이고, 만져지는 경우도 있는데 이런 경우에는 생존 예측기간은 더욱 짧아질 수 있습니다.

'암 시민연대'의 〈암에 관한 킨제이보고서〉에 의하면 재발·전이된 말기암 환자의 1년 생존확률은 0.1%의 아주 낮은 통계치를 보입니다.

간암 말기의 경우는 더욱 그러해서 통계상 1년 이상 생존하는 경우는 드물다고 합니다.

간경변증! 꼭 초기에 확 회복해버립시다!

제12장

간장병과 관계있는 다른 장기의 주요 질환들

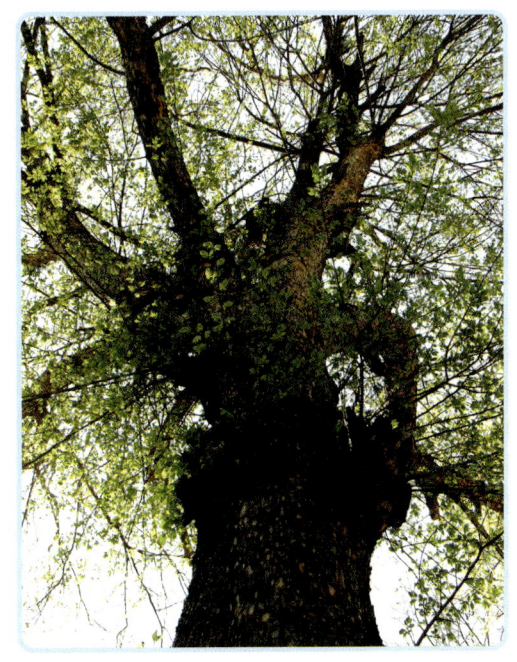

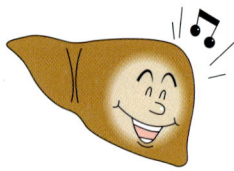

식도, 위, 십이지장, 소장, 대장질환이 쉽게 올 수 있다

☞중요

간장병과 관계있는 타 장기의 질환을 설명 드린 이유는 환자 자신이나 보호자가 미리 알고 있으면 어느 정도는 예방과 진행 악화를 막는 것이 가능하기 때문입니다.

간장병과 관계있는 다른 장기의 질환 가운데 대표적인 것으로 식도, 위, 십이지장, 소장, 대장질환을 들 수 있습니다.

소화기관이라 하는 것은 입에서 식도, 위를 지나 십이지장, 소장, 대장 그리고 대장의 일부인 직장, 항문까지를 말할 수 있습니다.

그런데 필자는 이 소화기의 총사령관을 간장이라고 생각하고 있습니다. 간장에 이상이 생기면 입술이 헐고, 혀가 패이고 빨개지고, 혓바늘이 솟고 그리고 잇몸부터 시작해서 식도, 위, 십이지장을 지나 제일 아래 있는 항문에까지 출혈이 되고 치질이 생기기도 합니다.

그래서 간장병이 심해질수록 가슴이 답답하면서 식욕감퇴, 소화불량, 속쓰림이 오고 가스, 구토, 복통, 변비, 설사 등의 위장병 증세가 나타나기 시작합니다.

간장병 증세에서 설명한 바와 같이 위장병으로만 착각할 때가 많습니다. 예를 들어 문맥압 항진으로 식도, 위, 십이지장 점막의 혈액이 정체되어 점막벽에 산소나 영양분 등이 잘 공급되지 않으

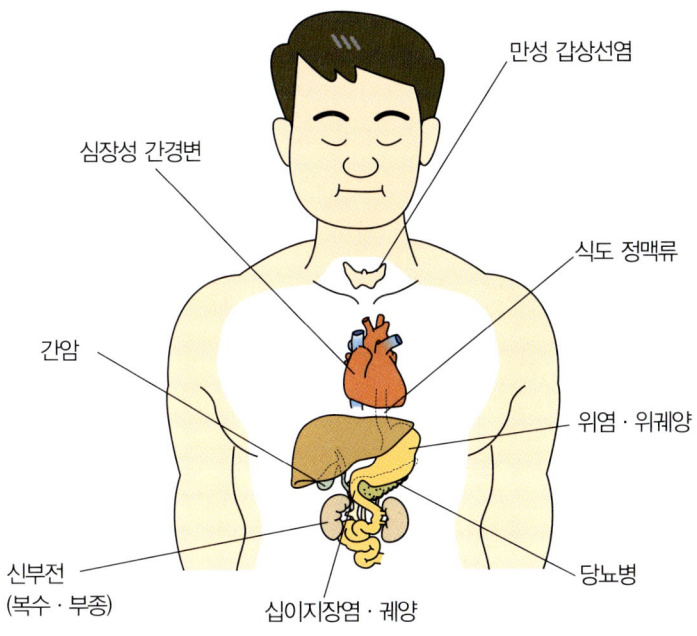

만성 갑상선염

심장성 간경변

식도 정맥류

간암

위염 · 위궤양

신부전
(복수 · 부종)

당뇨병

십이지장염 · 궤양

〈간경화증과 관계있는 질환들〉

면 점막의 방어시스템이 저하되어 간경변증 환자는 딱딱하고 거친 음식을 먹다가 점막에 쉽게 상처가 나서 위 · 십이지장염이나 궤양이 잘 생깁니다.

또한 알칼리성인 담즙 분비가 잘 안 되면 위산(강산)이 완전히 중화되지 못하여 위 · 십이지장에 소화성 궤양이 발생하기도 합니다.

설상가상으로 간경변증 환자는 혈액 응고 인자의 부족으로 염증, 궤양 부위에 잦은 출혈이 생기고 그 출혈이 쉽게 멈추지 않습니다.

때문에 무엇보다도 간경변증 환자는 스트레스를 받지 말고, 짜고 매운 자극성 음식, 딱딱하고 거친 음식 등을 삼가하여 예방에

☞ 대안

▶바보가 되어 싱글벙글 웃고 사는 것입니다.

▶담즙분비 촉진제로 담즙분비가 잘 되게 하고,

▶과도한 동물성 단백질과 지방을 피하고 1일 대변 횟수를 3회 이상으로 조절하여 장내 가스가 발생하지 않도록 해야 합니다.

▶식사는 점막에 자극이 되지 않도록 무염식 식사로 하고 1일 5~8회로 조금씩 여러 번 드시면 됩니다.

▶양배추에 함유되어 있는 항궤양성분인 vit-U는 매우 효과적이고, 다량의 섬유질로서 배변을 촉진시키므로 양배추를 평소에 녹즙으로 조금씩 활용하시면 좋습니다.

힘써야 합니다.

그리고 간·담도질환 악화와 스트레스 등으로 담즙과 췌장 소화효소의 분비장애가 오면 그것은 곧 소장에서의 소화흡수 장애로 이어집니다. 이렇게 되면 자연히 대장으로 넘어가는 미소화물의 양은 많아집니다.

많은 미소화물들은 대장에서 수많은 악성세균들에 의해 부패되어 암모니아를 비롯한 독성가스들이 생성됩니다.

이러한 대장의 오염은 대장염, 대장암, 직장암 등의 원인이 되기도 하고 복통, 복부 팽만, 두중·두통, 불면, 간성혼수 등의 증세들이 나타나기도 합니다.

또한 그 가스들은 위와 장점막을 자극하기도 하고 문맥혈로 흡수되어 간세포를 파괴하고, 혈액을 오염시켜 면역을 떨어뜨리는 등의 악순환이 계속됩니다. 이 혈액의 오염은 엄청난 문제들을 발생시킵니다.

간장병 때문에 당뇨병이 생길 수 있고, 당뇨병 때문에 간장병이 생길 수 있다

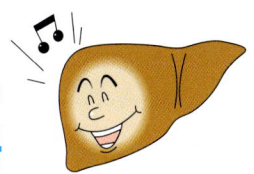

첫째로 간장병 때문에 당뇨병이 생길 수 있습니다.

간의 대사작용에서 설명한 바와 같이, 간은 우리가 먹는 음식에 들어 있는 탄수화물, 단백질, 지방 등의 영양분을 이용하여 혈당을 유지하며 에너지화 하고, 저장하기도 합니다.

그리고 저장한 저장당, 단백질, 중성 지방 등을 다시 꺼내어 당으로 전환시켜 혈당을 유지합니다.

그런데, 간경변증일 경우에는 문맥압 항진으로 인해 간으로 호르몬 유입감소와 간세포 감소로 인한 인슐린 작용 둔화 등 여러 원인으로 당뇨병이 발생합니다.

즉, 포도당을 저장당이나 에너지로 잘 전환시키지도 못하고, 저장당을 포도당으로 잘 전환시키지도 못하여 당대사 기능이 떨어지는 간성 당뇨병이 옵니다.(인슐린 비의존형 당뇨병)

만성 간염인 경우에도 당뇨병이 오면, 간염 자체가 치료가 잘 안 될 뿐만 아니라 당뇨병이 없는 간염환자에 비해 쉽게 간경변증이나 간암으로 진행되는 경우가 많습니다. 그리고 이미 간경변증에 당뇨병이 합병되었을 경우에는 적극적인 대처를 해야 합니다. 왜냐하면 당뇨병을 개선시키지

중요

간경화란?
"피가 간으로 잘 들어가지 못하는 병"입니다. 그로 인해 나쁜 증세와 합병증이 오는 병입니다.

문제1) 빨리 나으려면 ?
① 피가 간으로 안 들어가도 나하고는 상관없는 일이다.
② 늘 피가 간으로 잘 들어가도록 한다.

문제2) 피가 간으로 잘 들어가게 하려면?
① 설탕물을 마신다.
② 소파에 앉아 쉰다.
③ 과자를 먹는다.
④ 평화스러운 마음으로 낮잠을 푹 잔다.

대안

간경변증인 경우에는 당뇨병이 올 가능성이 많습니다.
그러므로 간경변증 환자는 평소에 당뇨를 예방할 수 있는 바보식이 요법을 하시면 당뇨병 예방 치료에 도움이 되실 것입니다.

않은 상태에서 간경변증의 진행을 멈추게 하거나, 회복시키기는 매우 어려울 뿐만 아니라, 더 빨리 악화시키는 원인이 되기 때문입니다.

때문에 당뇨병을 개선시켜야 하는데… 문제는 당뇨병을 치료하려면 부지런히 운동을 해야 하고, 간경변증을 치료하려면 절대 안정을 해야 하는 곤란한 문제가 생깁니다.

여기서도 절대 안정을 하면서 필자의 당뇨에 관한 바보요법을 하면 혈당이 떨어지는 데 도움이 됩니다.

만약, 혈당이 떨어지는 것이 확인되면 반드시 주치의와 상의하여 혈당강하제나 인슐린 주사량을 점차 줄여가야 합니다.

대개의 경우에 간질환 때문에 생긴 당뇨병은 간질환이 회복되면 자연히 정상으로 되기도 합니다.

둘째로 당뇨병 때문에 간장병이 생기는 경우도 있습니다.

한 보고서에 의하면 당뇨병 환자의 고혈당은 면역에 관여하는 T 임파구의 작용을 둔화시킴으로써 면역력이 떨어져, 당뇨병 환자는 세균이나 바이러스에 노출되기 쉽다고 합니다.

즉, 당뇨병이 있는 경우에는 B형·C형 간염 바이러스에 쉽게 감염되고 간경변증으로 진행되는 확률이 상대적으로 높아진다는 것입니다.

그리고 비만형 당뇨병인 경우에 중성지방이 간에 축적되면 지방간이 올 가능성이 많고, 또한 당뇨가 있는 비만·알콜성 지방간은 간경변증으로 진행될 가능성이 상대적으로 높아집니다.

심장병 때문에 간장병이 올 수 있고, 간장병 때문에 심장병이 올 수 있다

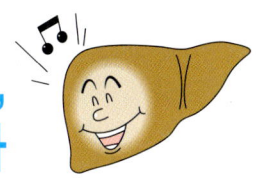

첫째, 심장병 때문에 간장병이 올 수 있습니다.

간문정맥압에서 설명한 바와 같이, 간장으로 흐르는 혈액은 간동맥과 문맥을 통해 들어가서 간장 내부를 지나 간정맥을 통해 나와 대정맥을 거쳐 심장으로 들어갑니다.

이 심장성 간경변증의 설명은 이 혈액흐름의 방향을 거꾸로 생각하시면 이해가 빠르실 것입니다.

심장병으로 인해 심장내의 혈행장애가 생기면, 심장은 심장으로 들어오는 혈액을 잘 받아들이지 못하게 됩니다.

그러면 간에서 나가 심장을 향한 간정맥계의 혈액이 심장 밖에서 정체되는 울혈현상이 생겨 간정맥압이 높아지게 됩니다.

간에서 나가는 간정맥혈이 잘 나가지 못하면 자연히 간으로 들어가는 동맥혈과 문맥혈이 잘 들어가지 못해 간장에 산소와 영양분 등의 공급이 안 되고, 문맥압이 항진되면서 간장 내의 혈액이 정체되는 간 울혈현상이 생기게 됩니다.

이러한 간 울혈상태가 지속되면 산소와 영양분 등의 부족으로 간세포가 파괴되어 간경변증으로 진행되기도 합니다.

🔖중요

간경화란?
"피가 간으로 잘 들어가지 못하는 병"입니다. 그로 인해 나쁜 증세와 합병증이 오는 병입니다.
문 1) 그러면 어떻게 해야 할까요?

문 2) 피가 간으로 잘 들어가게 하려면?

☞중요

때문에 간경화증 같은 중증 간질환을 오랫동안 앓으신 분은 정기적으로 전문의를 찾아 심전도 등의 심장병 검사를 하셔야 합니다.

이렇게 되면 간장이 부어 우상복부에 우묵한 둔통이 올 수 있고, 얼굴과 하지부종도 올 수 있습니다.

간의 울혈 상태가 심해지면 간 비대와 함께 전신성 부종을 동반케 되고, 심한 경우 복수도 차게 됩니다. (이때의 복수는 알부민 값과 아무런 상관이 없는 경우가 많습니다.)

그리고 담즙배설 장애로 인해 혈액 중의 빌리루빈이 증가되어 황달이 나타나기도 합니다. 또한, 문맥압 항진으로 오는 위·식도 정맥류, 비장종대, 복부정맥확대 등의 합병증도 올 수 있습니다.

이렇게 심부전으로 인한 간울혈이 오는 심장성 간경변증은 진행될수록 전형적인 간경변 증세들이 나타납니다.

둘째, 간장병 때문에 심장병이 올 수 있습니다.

한 예로 비만이나 알콜성 또는 복합적 요인으로 오는 지방간이나 그 원인으로 간경변증이 진행된 분 중에 심장의 관상동맥에 콜레스테롤이 쌓여 협심증이나 심근경색 등의 위험이 높은 분들이 계십니다.

그리고 장기간 진행된 간경변증의 경우에 해독기능의 저하로 독성 노폐물들이 각 장기에 축적되면 장기에도 병이 생기는데, 심장근육에 독성노폐물이 증가되면 다양한 심장질환의 원인이 되기도 합니다.

또 중요한 한 예로 간경변증에 대한 지나친 두려움 등의 심각한 스트레스로 인하여 우울증, 불안, 초조, 불면 등이 장기화되어 심장병을 더욱 악화시키기도 합니다.

간장병 때문에
신장병이 올 수 있다

신장을 '콩팥' 이라고도 합니다. 콩팥은 여러 중요한 일을 하는데 버릴 것은 버리고, 필요한 것은 재활용하는 쓰레기 처리장 같은 일도 합니다.

수많은 가는 혈관으로 되어 있는데, 옛날 어머니들이 쓰시던 얼게미 또는 체 같이 걸러내는 일도 합니다.

혈액이 콩팥을 지나갈 때, 혈액 중에 포함되어 있는 노폐물을 걸러내어 자기가 만든 소변에 섞어 배출시키기도 하고, 일부 수분과 포도당, 단백질 등의 각종 영양분과 전해질 등의 필요한 것은 재 흡수시킵니다. 이렇게 해서 혈액을 깨끗하게 해줍니다.

앞에서 설명한 간장의 단백질 대사에서 제일 마지막에 생긴 요소(Urea) 등의 질소성 노폐물들도 결국 이 대부분을 신장에서 처리하여 체외로 배설시킵니다.

그러나 신장기능이 떨어지면 효과적으로 BUN이 배설되지 못하기 때문에 혈 중의 BUN(혈액요소질소) 농도가 증가하게 됩니다.

그리고 혈액 중에 중요한 단백질이나 포도당 등은 신장의 근

☞ 중요

간경화란?
"피가 간으로 잘 들어가지 못하는 병"입니다. 그로 인해 합병증이 오는 병입니다.

문제)
간이나 콩팥으로 피가 잘 들어가게 하려면?
①뛴다.
②앉는다.
③눕는다.

위세뇨관에서 재 흡수시킵니다.

그런데 간질환 때문에 신장에서 여과기능을 하는 사구체에 염증이 오면, 근위세뇨관의 단백질 재흡수가 안 되어 소변에 단백질이 섞여 배설됩니다. 이 단백뇨는 저 단백혈증을 일으켜 혈중 알부민 값을 떨어뜨려 복수의 요인이 되기도 합니다.

신장으로 흐르는 혈액량은 1분에 약 1 ℓ 정도입니다.

간경변증과 같은 중증 간질환에서는 앞서 설명한 문맥압 항진 등으로 콩팥에도 혈류장애가 생겨 순환 혈류량이 적어집니다.

그러면 신장의 사구체 여과량이 감소하는데 그것은 곧 '신장기능 저하'를 의미합니다.

신체의 크기에 따라 다르나, 보통 소변 평균량은 1일 약 1.5ℓ 정도입니다. 그런데 하루 소변량이 500㎖ 이하가 되면 노폐물을 배설할 수가 없게 됩니다. 이렇게 되면 자연히 노폐물들이 배출되지 못해 우리 몸에 '독'이 쌓이게 됩니다.

간질환에서 흔히 나타나는 당뇨병도 사구체 여과량 감소의 큰 원인이 되기도 합니다.

또한, 간기능이 저하되면 소변을 보지 못하게 하는 호르몬인 알도스테론, 바소프레신 등을 분해시키지 못합니다.

이런 여러 가지 원인 등으로 소변량이 감소하여 부종이 생기고, 복수가 차고 결국 신부전증 등이 나타나기도 합니다.

그래서 간경변증 말기가 되면 신부전증이 악화되어 사망하는 경우도 많이 있습니다.

제13장

간장병일때 나타나는
내 몸의 증상들

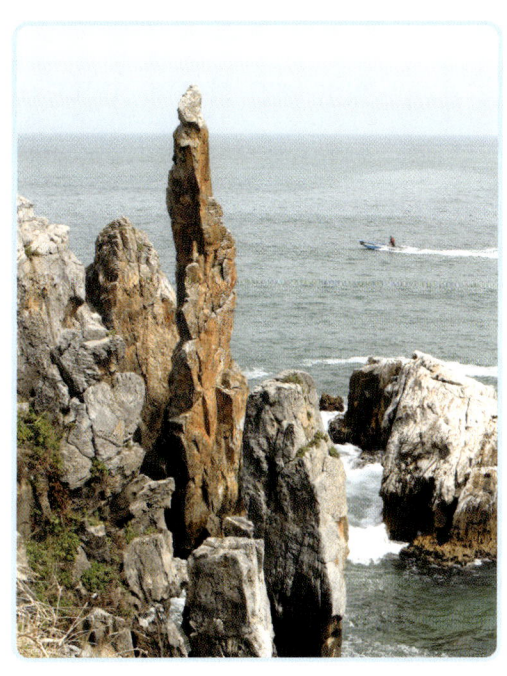

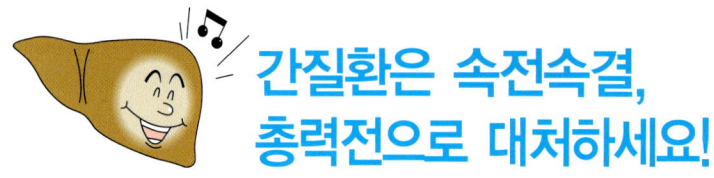

간질환은 속전속결,
총력전으로 대처하세요!

☞ 중요

–간경변증! 제발 초기에 회복합시다.–
다행히 초기에 간경변증을 알았다 해도 간경변증 초기에는 자각증상이 별로 없기 때문에 처음 진단 시에 적극적인 치료에 임하기가 어렵습니다.

초전박살!
속전속결!
총력전이 중요합니다.

간경화란?

"피가 간으로 잘 들어가지 못하는 병"입니다.
그로 인해 나쁜 증세들이 나타나는 병입니다.

간질환을 앓고 계신 환자 자신이나 보호자가 꼭 아셔야 할 것은 간질환 증세는 현재 환자의 간 상태를 대변하는 것이 아니라는 것입니다. 보통의 경우 간 상태는 증세보다 훨씬 좋지 않을 가능성이 많습니다.

때문에 일단 증세가 나타날 때에는 심각성을 가지고 적극적으로 대처하셔야 합니다. 속전속결 총력전으로 대처하십시오.

안타깝게도 별다른 증세 없이 간경변증이나 간암까지 진행하는 경우도 있습니다. 특히 C형 바이러스 만성 간염일 경우에 더욱 그렇습니다.

간장병의 많은 증세들이 있음에도 사람들을 혼동되게 하는 것은 그 증세들이 꼭 간·담도질환에서만 나타나는 증세들이 아니고, 위장을 비롯한 다른 장기의 이상으로도 나타날 수 있는 증세들이기 때문입니다.

그리고 간경변증 초기에는 간의 특성상 전혀 느끼지 못하는 경우가 많고, 느낀다 해도 만성 간염 증세와 비슷하기 때문에 간경변증으로 진행된 사실을 모르고 있는 경우가 허다합니다. 주로 복수, 황달 등의 자각증세가 있어야 심각성을 느끼게 됩니다.

간경변증은 초음파와 같은 비교적 간단한 검사로도 진단이 가능하다고 합니다. 그러므로 특히 B형·C형 간염 바이러스 무증세 보유자나 만성간염환자 그리고 술을 평소에 많이 드시는 분은 전문의에게 정기적으로 혈액검사와 초음파 검사를 하여 간경변증을 초기에 발견해야 합니다.

정기적으로 혈액검사만 하여 GOT·GPT 값 등이 정상이어서 안심하고 있다가 간경변증이나 간암으로 진행된 것을 뒤늦게 알고 안타까워하는 분들이 종종 있습니다.

그리고 이미 간경변증으로 진행된 분은 정기적으로 AFP(혈액검사)와 초음파 등의 검사를 통해 간경변증의 진행과정을 살펴야 히고, 간암으로 진행된 것을 조기에 발견해야 합니다.

간장병의 증세는 매우 다양하고 중요합니다. 너무도 방대하고 복잡하고 신비한 간장을 검사 상으로 정상이라고 해서 실제로 정상이라고 생각해서는 안 되는 것입니다.

한 예로, 충분한 잠을 잔 뒤에도 별다른 이유 없이 몹시 피로하고, 위장에 아무 이상이 없는데 만성 소화불량에 시달릴 경우 간기능(혈액검사)이나 초음파 상으로 정상이라고 해서, 어찌 간장이 정상이라고 생각할 수 있겠습니까? 때문에 간장병 증세는 검사 결과 못지않게 매우 중요합니다.

☞ **대안**

혈액검사만 하지 마시고, 반드시 정기적으로 초음파 검사 등을 하셔야 합니다.

☞ **문제**

간경화란?
피가 간으로 잘 들어가지 못해 나쁜 증세들이 나타나는 병입니다.

문제1) 빨리 나으려면?
① 고칠 수 없으므로 피가 간으로 들어가든 말든 모르겠다.
② 늘 항상 피가 간으로 잘 들어가도록 애쓴다.

문제2) 피가 간으로 잘 들어가려면?
① 서 있는다.
② 앉아 있는다.
③ 누워 있는다.

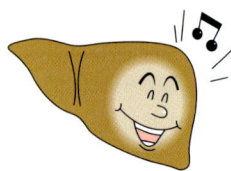

간장병일 때 나타나는 증상 ①
위장증세

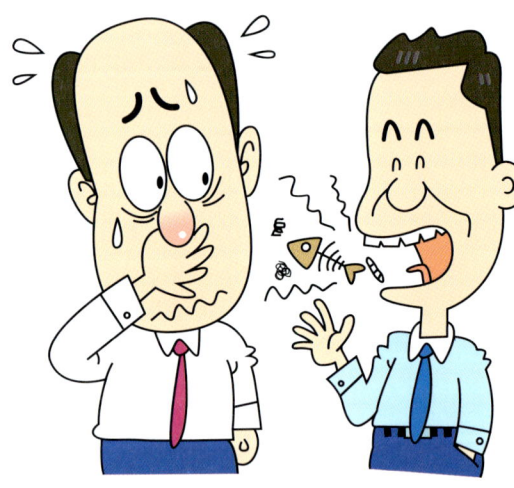

▶ 위·십이지장염이나 궤양이 잘 생기고, 그로 인해 위장 출혈이 나타납니다.

▶ 위·식도정맥류가 생기고, 그 파열로 출혈이 나타납니다.

▶ 소화불량과 식욕부진, 속쓰림, 배에 가스가 차 속이 더부룩하면서, 기름진 음식을 보거나 심지어는 생각만 해도 메스껍고 울렁거립니다.

▶ 구토증은 양치질 할 때 심합니다.

▶ 음식 냄새가 싫고 민감해지면서 입맛이 떨어집니다.

▶ 그렇게 맛있던 술, 담배, 커피 맛이 떨어집니다.

▶ 주량이 급격히 떨어집니다.

▶ 담즙 분비 장애로 지방질이 소화·흡수되지 않아 지방성 설사를 반복합니다.

▶ 입안이 마르고 쓰고, 입 냄새가 몹시 나기도 합니다.

▶ 오랫동안 변비, 설사가 반복됩니다.

간장병일 때 나타나는 증상 ②
피부 증세

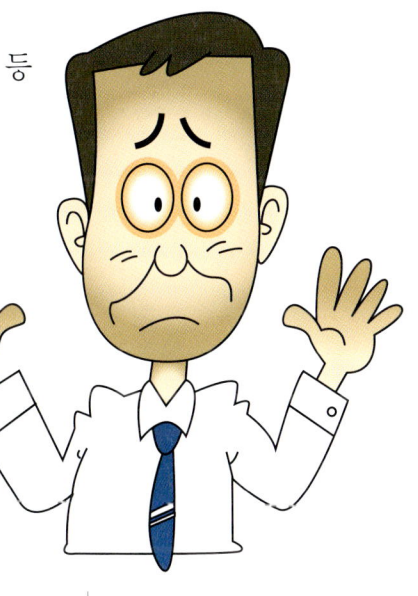

▶ 황달: 눈 흰자위, 눈 주위를 비롯한 얼굴, 손바닥, 발바닥 등 전신이 노랗게 되거나 검어지면서 피부가 몹시 가려워집니다.

▶ 코가 빨개집니다. (딸기코)

▶ 혀가 빨개지고 백태가 낍니다. 혀의 태두리 부위가 고르지 못합니다.

▶ 기미, 주근깨가 생기면서 얼굴색이 검어지고, 피부가 거칠어집니다.(이 얼굴 검은색은 태양빛에 그을린 건강한 모습과는 다르므로, 구별이 가능합니다.)

▶ 사춘기도 아닌데 가슴, 등, 얼굴에 여드름 같은 것이 자주 생깁니다.

▶ 다리에 검은 반점이 생깁니다.

▶ 손바닥이 빨개집니다.

▶ 목, 가슴 등에 거미상 혈관종과 고춧가루 반점이 나타납니다.

▶ 배꼽 주위에 복부정맥이 보입니다.(메두사 머리)

▶ 남자에게 여성형 유방이 나타납니다.

▶ 머리털, 음모 등이 빠집니다.

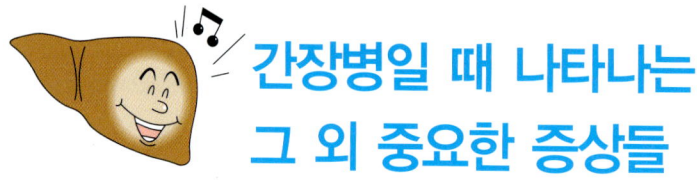

간장병일 때 나타나는 그 외 중요한 증상들

▶ 엎치락, 뒤치락 거리면서 쉽게 잠을 이루지 못하고, 편히 깊은 잠을 자지 못하면서 심해지면 자꾸 꿈을 많이 꾸고 악몽에 시달립니다.

▶ 손, 발이 차고 자주 다리에 쥐가 나기도 합니다.

▶ 빈혈이 아닌 데도 이유 없이 어지럽습니다.

▶ 기억력과 집중력이 떨어집니다.

▶ 머리가 아프고 무겁고, 뒷골이 댕기고 심장이 벌떡거리기도 하면서 불안·초조 등이 나타납니다.

▶ 특별한 이유없이 항상 피로하고, 괜히 짜증이 나고 신경질이 납니다.

▶ 감기 몸살과 비슷한 증세가 나면서 주체할 수 없는 극심한 피로감이 생깁니다.

▶ 목소리가 허스키한 쉰 목소리로 변합니다.

▶ 눈이 아프고 피로하고 시력이 떨어집니다.

▶ 아침 발기가 안 되고, 정력이 떨어져 부부관계가 싫어집니다. (남성)

▶ 생리불순, 생리통, 불임, 무월경이 나타납니다. (여성)

▶ 잇몸, 코, 항문 등에서 잦은 출혈이 생기고, 출혈이 쉽게 멈추지 않습니다. 치질이 생기기도 합니다.

▶ 대소변 색이 변합니다.

▶ 발등이나 발목 등의 하지에 부종이 생기고 복수가 찹니다.

▶ 불면증이 오기도 하고 화를 내고 헛소리를 하는 등 간성혼수 증세가 나타납니다.

▶ 우측 갈비뼈 아래에서 간이 부어 만져지고, 주먹 타진 시 통증을 느낍니다.

▶ 왼쪽 갈비뼈 아래에서 비장이 부어 만져집니다.

▶ 간종대로 인해 간장을 싸고 있는 캡슐(피막)이 자극을 받거나 인근 장기가 압박을 받으면 우측 상복부에 표현할 수 없는 불쾌감이나 통증이 느껴지기도 합니다.

[주요증세 설명]

① 빨간 거미 모양의 혈관종과 빨간점

거미 또는 거미줄 모양처럼 생겼다 해서 스파이더 반점(거미 반점 또는 거미줄 반점)이라고도 합니다.

자세히 보면 얼굴, 목 주위, 앞뒤 가슴, 어깨 등의 주로 상반신에 빨간 모세 혈관이 거미줄 모양처럼 확장되어 있습니다.

이 부위에는 통증이나 가려움증 등의 자각증세는 없습니다. 주로 간경변증이나 간암일 때 나타날 수 있으므로 이것이 많이 관

중요

간경화증일 때 간종대로 인하여 간이 부어 딱딱하게 만져지면 반드시 간암검사를 해야 합니다.

찰되면 중증 간질환을 의심해야 되고 반드시 전문의를 찾아 검사를 받아보셔야 합니다.

그리고 빨간 점은 고춧가루와 비슷한 크고 작은 빨간 점들인데, 사마귀처럼 툭 튀어나온 빨간 점도 있습니다.

나타나는 부위는 목 주위, 앞뒤 가슴 등으로 거미줄 반점과 비슷하지만, 빨간 점은 가벼운 간질환에서도 나타납니다.

그리고 목의 넥타이점 아래 부분에 혈관들이 유난히 돋아나 있는 경우가 있습니다.

이 빨간 점과 목 아래 부분에 돋아난 혈관이 이상하게 많이 나타나시는 분들도 간질환을 의심해 볼 필요가 있습니다.

② 수장홍반

간 질환 특히, 간경변증으로 인해 간기능이 나빠져 호르몬대사에 이상이 와서 손바닥이 빨갛게 되는 것입니다.

간장은 필요 없는 호르몬을 분해 또는 불활성시켜 호르몬 밸런스를 조절하는 일을 합니다.

남성의 경우에 여성 호르몬을 충분히 분해시키지 못하면 털이 빠지고 고환이 작아지기도 하고, 여성형 유방이 나타나기도 합니다.

여성의 경우도 남성 호르몬이 충분히 분해되지 못하면 털이 나는 등 남성화 증세가 나타나기도 합니다.

이와 같이 수장홍반도 분해되지 못한 여성 호르몬과 관련이 있습니다. 악수 등을 할 때 손바닥이 약간 뜨겁고 여성처럼 부드럽기도 합니다.

☞중요

수장홍반과 여성형 유방은 만성간염에서 나타나지 않고, 주로 간경변증에서 나타나는 증세입니다.
그러므로 평소 술을 많이 드신 분이나 특히, 바이러스 간염이 있으신 분 중에 손, 발바닥이 유난히 붉은 분이나 여성형 유방이 있으신 분은 반드시 전문의를 찾아 간경변증 등의 검사를 하셔야 합니다.

또 엄지와 새끼손가락 아래의 손바닥 양쪽 튀어나온 부분이 모세혈관의 확장으로 혈액이 증가되어 붉은 색을 띠고 있습니다.

그 속을 자세히 보면 붉은 반점들이 산재해 있는 것을 볼 수 있습니다. 이것은 손을 높이 들고 있어도 없어지지 않습니다.

③ 대·소변색이 변합니다

건강할 때의 대변색은 황갈색의 담즙색소인 빌리루빈이 섞여 황갈색을 띠고, 소변색은 빌리루빈이 거의 섞이지 않아 맑은 색을 띱니다.

그런데 황달이 오면 대변색은 빌리루빈이 섞이지 않아 희뿌연 색으로 변하고 소변색은 많은 빌리루빈 때문에 맥주나 홍차색 같은 진한 황갈색으로 변합니다.

그리고, 위·식도정맥류 파열 등으로 출혈이 되면, 혈액이 위산에 변색되어 대변에 섞여 나오므로 대변색은 자장면색 같은 검붉은 색으로 변합니다.

이처럼 대·소변색은 대단히 중요한 의미가 있으므로 환자나 보호자는 자세히 살펴야 하고, 이상의 조짐이 있으면 즉시 주치의에게 보고하여 상의해야 합니다. ♣

☞ **중요**

자세히 보면 외관상 황달의 조짐이 나타나기 전부터 이미 대변색은 희뿌연 색으로 변하고, 소변색은 황갈색으로 변하기 시작합니다.

☞ **중요**

간경화증일 때 소화관 출혈은 촌각을 다투는 응급상황이므로 환자를 즉시 큰 병원으로 옮겨 전문의의 적절한 치료를 받아야 합니다.

♣원고를 탈고하며…

"한 생명이라도 더 살려보자!"
이 말씀은 필자의 스승님 생각입니다.
오직 이 한 가지 신념으로 이 세상의 부귀영화를 멀리 하시고 인간의 한계를 넘나드신 분이십니다.
간경화와 암환자들에게 자연요법을 지도하시면서 이 세상의 온갖 비난과 불신 속에서 '죽어가는 불쌍한 한 생명'을 위해 한 많은 한 평생을 묵묵히 살아오신 분이십니다.
필자에게 바보요법의 영감을 주시고 세상에 알리도록 허락해 주신 스승님 은혜에 감사를 드립니다. 그리고 사모님의 드러나지 않는 은혜에 대해서도 깊은 감사를 드립니다.

졸저를 마치면서…

자연에 순응해서 산다는 것은 쉽고도 어려운 일일 것입니다. 예를 들어 어두워지면 자고 날이 새면 일어나고 배가 고프면 먹고 피곤하면 쉬는 것입니다.
그런데 우리 인간은 안타깝게도 대자연의 흐름에 거슬러서 자신의 자유 의지대로 살려고 하는 에너지가 너무 강합니다.
그 결과 많은 사람들이 아니, 대다수의 사람들이 수많은 크고 작은 병들 때문에 고통받고 살고 있습니다. 그런데 너무도 안타까운 것은 그 치료방법도 "대자연의 흐름에 거슬러서…"하고 있다는 것입니다.
이 조그마한 책에서 필자가 "말하려고 하는 것"은 자연의 흐름에 거슬러서 살아온 삶 때문에 '현재의 내'가 있는 것이기에 자연에 좀더 겸손하고 감사하는 마음으로 바보가 되어 자연에 순응해서 살다보면 '건강한 내'가 될 것이라는 것입니다.
즉, 잘 먹고 잘 웃고 잘 싸고, 그리고 잘 쉬고 잘 자는 것입니다.

푸른 가을 하늘이 원고를 마친 시원함을 더해줍니다.
오늘도 여전히 할머니가 보고 싶습니다.
이 졸저가 나옴으로 아버지와 어머니께 조그마한 기쁨이 된다면 좋겠습니다.

필자가 평소에 가까이서 모시는 교수님, 그리고 부족한 필자가 졸저를 마치도록 도와주신 분들께 감사를 드립니다.
-필자의 조그마한 힘이나마 공부하고 봉사하는 약사로 살 수 있도록 도와주신 김성호 지도교수님께 감사를 드립니다. 김 교수님께서는 평생을 생화학 연구에 전념하시고 봉사와 희생을 실천함으로써 제자들에게 본이 되어 주셨습니다.
-필자에게 대체의학의 길을 열어주시고 도와주신 이강옥 교수님께도 감사를 드립니다. 이 교수님께서는 사람의 가장 큰 소망이라고 말할 수 있는 '생로병사'가 아닌 '생로사' 하는 방법을 세상에 널리 펼치시어 사람이 병들어 죽지 않고 건강하게 살다가 가는 건강 인간사에 큰 획을 그으신 분이십

니다.

　-아바타와 뇨요법을 지도해주신 전홍준 교수님께 진심으로 감사를 드립니다. 전 교수님께서는 외과 전문의이시면서 우리나라 대체의학의 선구자이십니다.

　-그리고 바쁘신 가운데에도 마다않으시고 꼼꼼히 원고를 지적해주시고 도와주신 다사랑의원 변동억 원장님에 대한 감사함과 미안함은 평생 잊지 못할 것입니다.

　-필자에게 너무나 소중한 동료분들이시면서 원고를 감수해주신 김은중, 조홍곤, 김영철, 하정헌 선생님들께 저의 깊은 우정을 전합니다.

　힘든 가운데 불평없이 도와준 아내 이향은 약사에게 사랑과 고마움을 전합니다.

　학업에 바쁜 가운데에서도 컴퓨터 작업을 도와준, 저에게 과분한 딸 원주와 인정많고 착한 아들 기안에게도 아빠의 사랑을 전합니다.

　-푸른 가을 하늘이 시원함을 더해 행복하고, 형 같은 아우 선우가 있어 행복합니다.

　동생 선우도 할머니가 보고 싶을 겁니다.

　마지막으로 컴퓨터 작업을 도와준 맹학도 군과 건강다이제스트 김용익 사장님, 그리고 편집팀에게도 감사를 드립니다.

　아무 능력없는 부족한 필자에게 이 책을 쓰도록 지혜와 용기를 주신 하나님께 우리 주 예수님의 이름으로 감사를 드립니다.

〈참고문헌〉

· 김정룡 박사님	-간병이야기-	· 전홍준 박사님	-완전한 몸 · 마음 · 생명-
· 안수열 박사님	-간 편한 세상		-쾌의학-
· 삼호미디어	-간장병-	· 이상구 박사님	-건강선언-
· 김성호 교수님	-생화학 강의-		-유전자 건강혁명-
· 하정헌 박사님	-체질 영양학 강의-	· 한국메디칼인덱스사	-게르마늄-
· 이욱용 박사님	-간장병 알아야 이긴다-		-B 17-
· 김경희 박사님	-B형, C형 간염박사	· 정인영 님	-과일 · 야채 생주스-
· 이종수 박사님	-간 다스리는 법-	· 해리팔머	-다시 떠오르가-
· 건강생활연구회	-간장병 동의보감-	· 김정화 · 정명애 약사님	-한방약죽치료-
· 정태호 박사님	-B형 바이러스 간염	· 조종환 님	-암에 관한 킨제이 보고서-
· 이민호 박사님	-간 이야기-	· 전통의학연구소	-한약임상응용-
· 이귀녕, 이종순 박사님	-임상병리파일-	· 장준근 님	-산야초-
· 이삼열, 정윤섭 박사님	-임상병리검사법-	· 전세일, 박종석 교수님	-암, 50가지 필수수칙-
· 한국생약학교수협의회	-본초학-	· 김희웅 님	-더러운 장이 병을 만든다-
· 이강옥 교수님	-인체 경영학-	· 법정스님	-무소유-
	-사랑의 손-		-서있는 사람들-

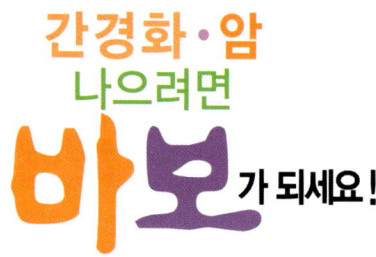

저자 | 정용재

1판 1쇄 발행 | 2004년 12월 10일
1판 12쇄 발행 | 2022년 11월 11일

발행처 | 건강다이제스트사
발행인 | 이정숙

출판등록 | 1996. 9. 9
등록번호 | 03 - 935호
주소 | 서울특별시 용산구 효창원로70길46(효창동, 대신빌딩 3층) 우편번호 04317
TEL | (02)702-6333 FAX | (02)702-6334

정가 12,000원
ISBN 89-7587-039-1 03510